心を探るプロ & 心を元気にするプロが贈る

心のチェックノート

本当の自分を見つけ
モヤモヤ気分をスッキリ晴らす

目白大学人間社会学部教授
渋谷昌三
&
南青山アンティーク通りクリニック院長
福西勇夫

心理学者からのメッセージ

「本当の自分」がわかると心が「楽」になる

世の中には、同じ状況にあっても、それを不幸ととる人もいれば、ハッピーな気分でいられる人もいます。その差はどこで生まれるのでしょうか。これから行なっていただくいくつかの心理テストで、その秘密が明らかになることでしょう。

憂うつな気分から抜け出すためのヒントは、「本当の自分」を知ることにあります。しかし、人はとかく自分のことは自分が一番よく知っていると誤解しがちです。「知ってるつもり」のおごりから、現実から目をそらしている人が案外多いのです。自分をわかろうとしなければ、本当の自分というのはなかなか見えてきません。

そこで、本書では科学的な根拠に基づく心理学の視点から、あなたの深層心理へと迫ります。そして、あなたの心、さらにはあなたの心をつらくしている原因を浮き彫りにすると同時に、不快な気分に鈍感になる方法、幸せに敏感になる方法を紹介していきます。

自分の心を楽にするのは、ほかの誰でもない自分自身です。自分の思考傾向、価値観、行動パターン等々……。すべては本当の自分を知ることから始まります。もしかしたら、今まで思いもよらなかった自分が見えてくるかもしれません。そして、自分を知ることは、理想とする自分に生まれ変わるチャンスでもあるのです。

現実を受け止める準備ができたら、よりよく生きるための第一歩を踏み出してください！

目白大学人間社会学部教授　渋谷　昌三

精神科医からのメッセージ

「健《すこ》やかな心」を取り戻すために……

心というのは、肉体とちがってつかみどころがなく、目で見ることもできません。そのため、無気力なのは甘えのせいだとか、性格の問題だなどと片づけられてしまうことがあります。最近は、「うつ病」の問題が社会的にもクローズアップされてきつつありますが、まだまだ心の問題への認識はうすいのが現状です。

内閣府の「国民生活に関する世論調査」によると、国民の62・7％が「日常生活に不安や悩みを感じている」と答えています。日常的な悩みや不安はうつ病ではありませんが、何らかのきっかけでうつ病に発展する可能性を秘めています。実は、うつ病と日常的な悩みや不安との境界というのは、非常にあいまいで気づかれにくいものなのです。ゆえに日常的な不安や悩みを軽視すべきではありません。

不安や悩みをそのままにしていると、思考の悪循環に陥ることがあります。よくない考えがさらによくない考えを生み、状況をどんどん悪くしてしまうのです。このような悪循環に陥ると、なかなかストレスから抜け出せなくなり、からだにも不調をきたします。

本書では、思考の悪循環を断ち切るための具体的な方法を紹介しています。専門的には「認知療法」とよばれるこの方法は、うつ病などの治療で効果が立証されている数少ない心理療法の一つです。本書では、この認知療法を読者のみなさんが簡単に実践できるようアレンジしていますので、ぜひ参考にしてみてください。そして、健やかな心で、いきいきとした人生を送っていただければ幸いです。

南青山アンティーク通りクリニック院長　福西　勇夫

自分の心を知り、スッキリ晴らすための4つのステップ――

このノートの使い方

●まずは心理テストでメンタルチェック

このノートは、PART1から4までの4部構成となっており、あなたの心の内側にかくれている本当の自分を知ることから始まり、心をモヤモヤとくすぶらせる原因の究明、現実的な問題解決への準備、問題解決の実践までを行なえるようになっています。まさに〝心の正体を探るプロ〟である心理学者と、〝心を元気にするプロ〟である精神科医が一体となったからこそ生まれた1冊といえます。

本編へと進む前に、このノートをより有効に活用していただくためのポイントをいくつか紹介しておきましょう。このノートでは、いくつかの心理テストを用いて、あなたの深層心理を探ります。クイズのような、ゲームのような、一見「何を聞かれているの?」と思うような質問が続きますが、あまり深く考えずに、自分に正直に答えていってください。一つ一つの質問には必ず解説がついており、その解説を読めば質問の意図が理解できるようになっています。また、あなたの深層心理を分析するとともに、よりよく生きるためのヒントも書かれていますから、注意して読み進めてください。

PART1、PART2では、あなたの心の現状をチェックするためにいくつかの質問をします。とくにPART2の解説では、あなたのストレス度を診断するとともに、ストレスの原因別にアドバイスが書かれています。ストレスを解消する実践的なテクニックはPART4で紹介していますが、こちらのアドバイスもぜひ参考にしてみてください。

問題を解決するためのテクニックを実践

PART3では、問題を解決するための準備に入ります。ここでも、いくつかの心理テストを用いますが、気分の変化を実際に体験していただくという実践的な内容になっています。PART4で現実的な問題に取り組む前に、思考と気分のつながりをよく理解しておいてください。

PART4では、いよいよあなたが実際に抱えている不安や悩みを解決していきます。問題解決は、心理療法の一つである「認知療法」の考え方に基づき、まずは問題の本質を理解することから始めます。問題を一つ一つ洗い出し、記入していくという作業から始めるのですが、このパートではこうした作業が中心となります。指示に従って、事実をできるだけ客観的に見つめ、正確に記入していってください。問題の本質が理解できたら、最終的には行動によって、新しい自分を確立していきます。

それでは、いよいよページをめくって、心へのアプローチを開始しましょう。

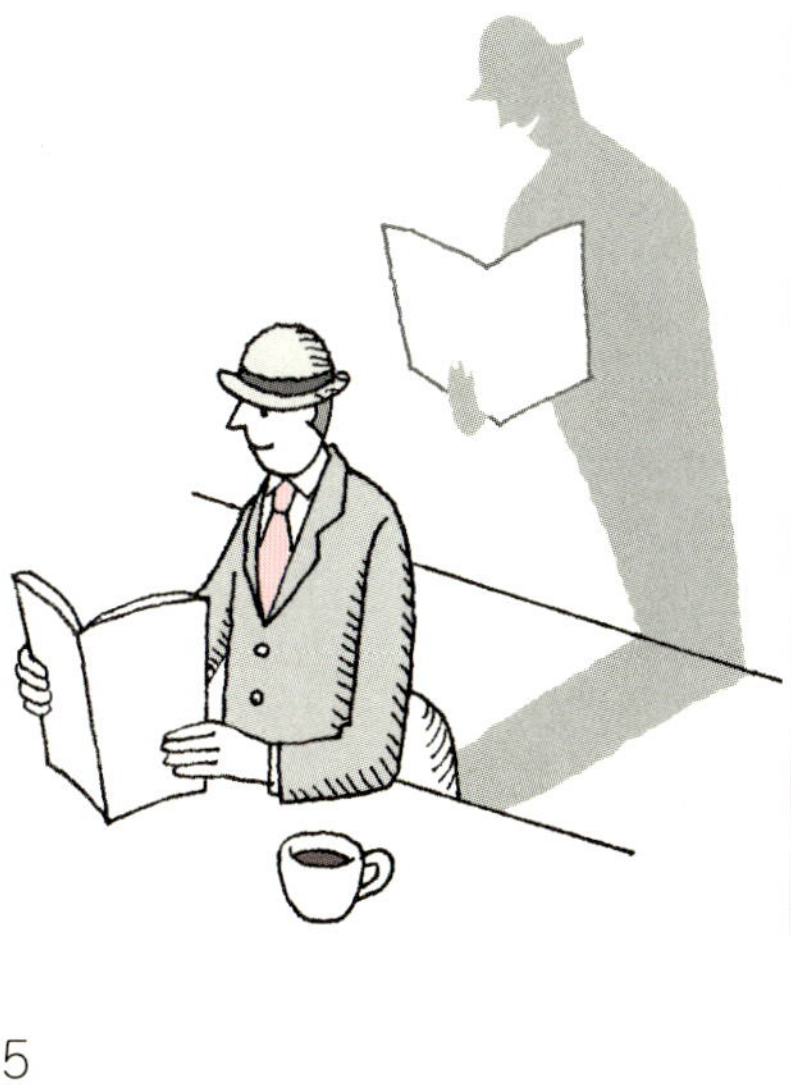

contents

本当の自分を見つけモヤモヤ気分をスッキリ晴らす

心のチェックノート

心理学者からのメッセージ
「本当の自分」がわかると心が「楽」になる
目白大学人間社会学部教授　渋谷　昌三　2

精神科医からのメッセージ
「健《すこ》やかな心」を取り戻すために……
南青山アンティーク通りクリニック院長　福西　勇夫　3

自分の心を知り、スッキリ晴らすための4つのステップ――
このノートの使い方　4

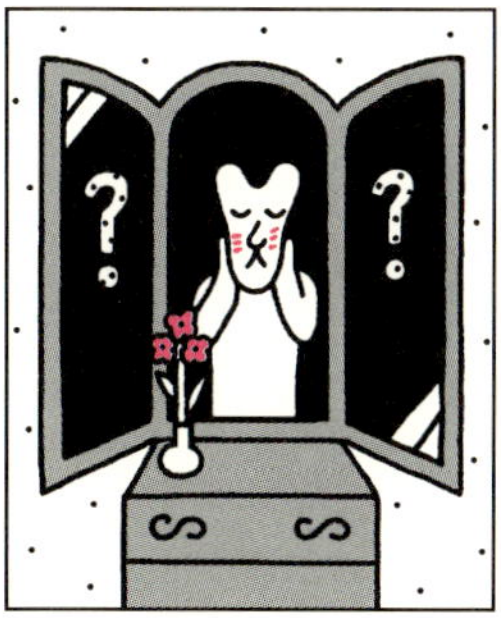

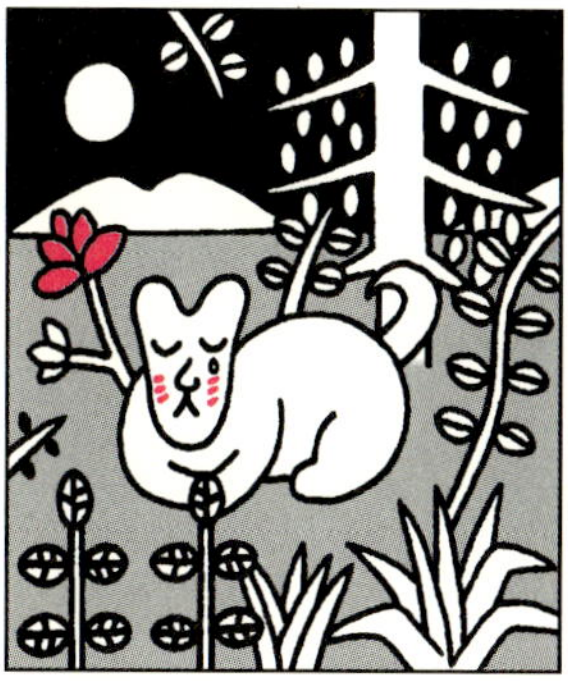

PART 2

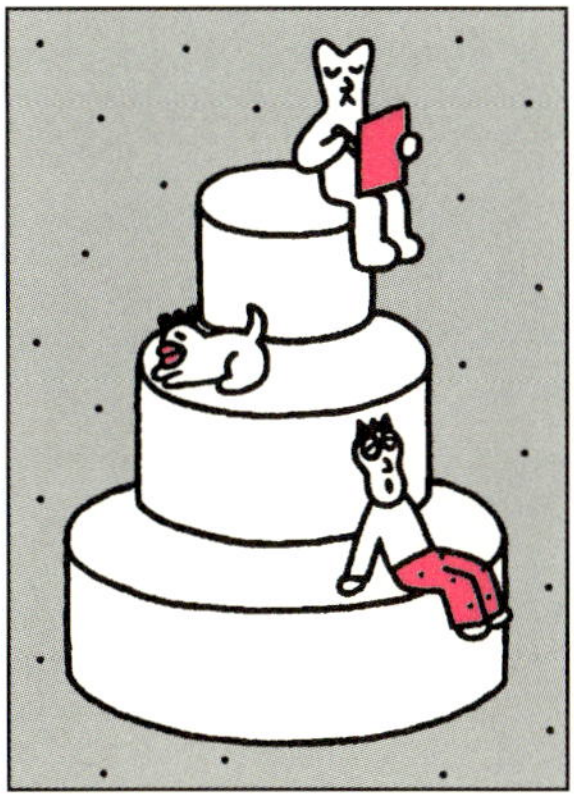

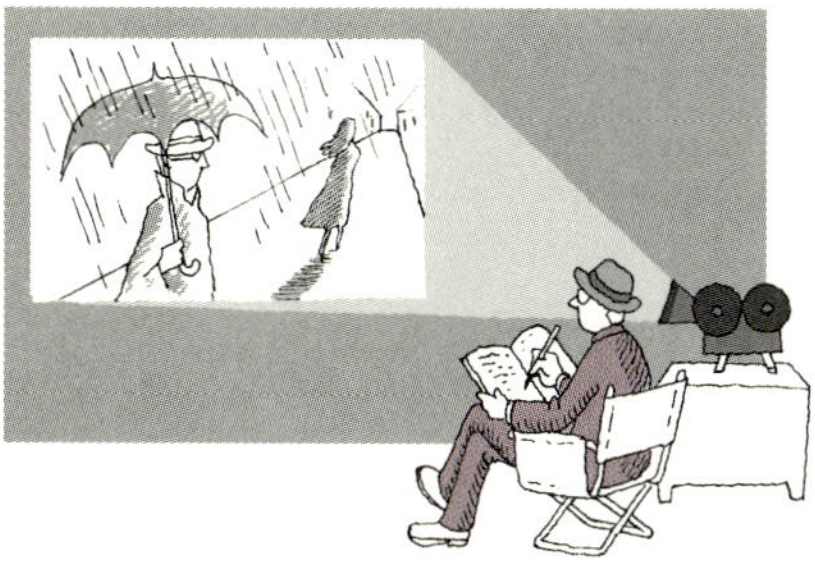

PART 3

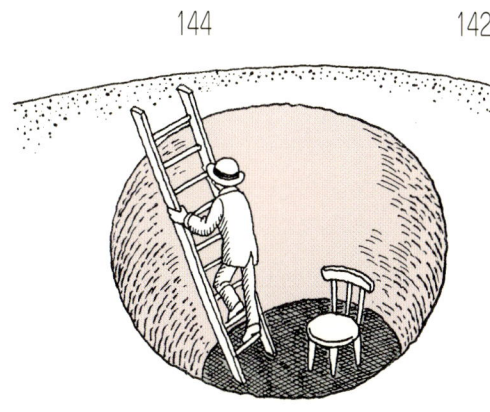

PART4

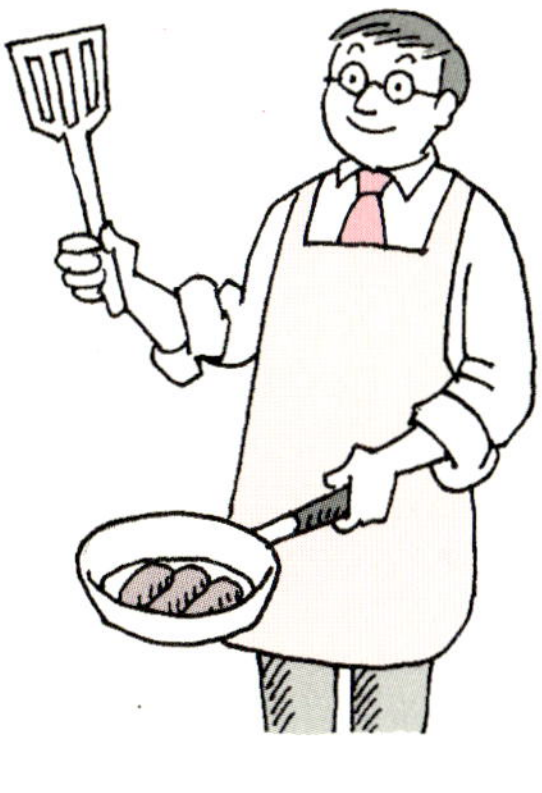

Epilogue

もっと心を楽にしてあげるために 183

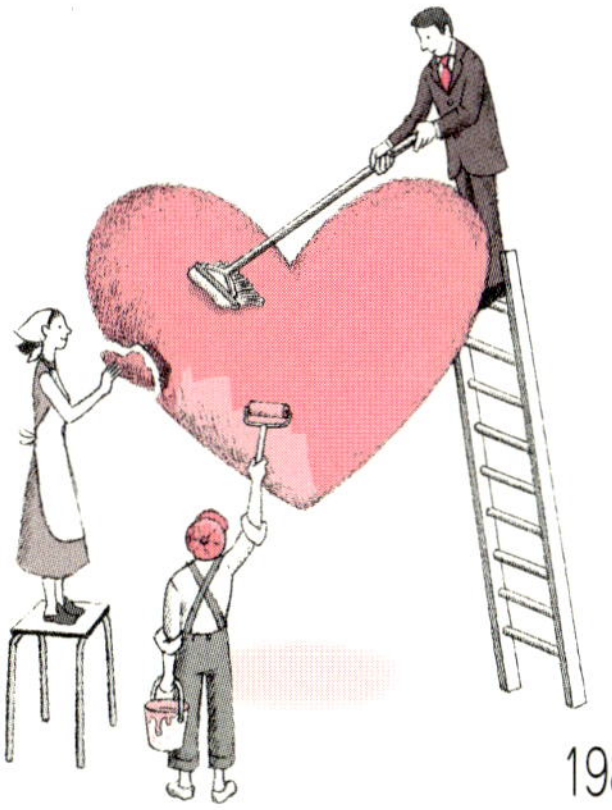

装　丁　石原雅彦
カバーイラスト　大羽りゑ

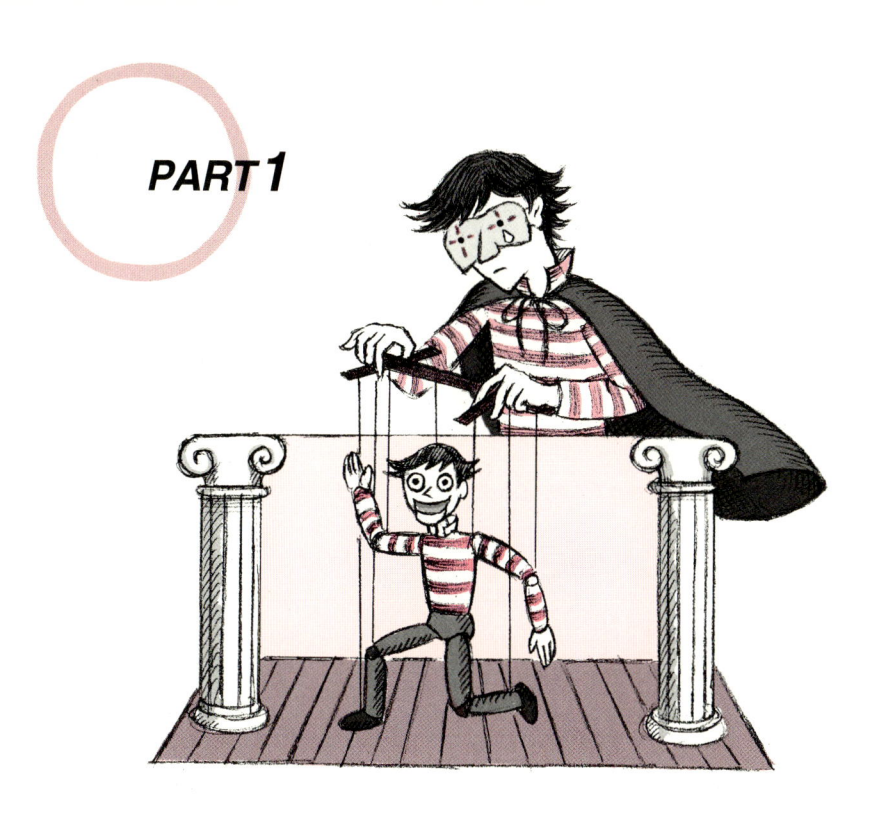

PART 1

あなたの"らしさ"が、心を苦しめていませんか？

さぁ、いよいよ本当の自分を知るための旅の始まりです。
これからあなたの心の奥深くへどんどん進入していきます。
ちょっとドキドキしませんか？
このパートでは、あなたの普段の生活や考え方などについて、
いくつかの簡単な質問をします。
あまり深く考えず、直感で答えてみてください。

Q 1

あなたはどんなポーズで眠りますか？

あなたは夜眠るとき、どんなポーズで眠っているでしょうか。次の6つのスリープ・ポジション（寝姿）のうち、あなたが眠るときのポーズに近いものを選び、当てはまるスリープ・ポジションの数字を□に記入してください。

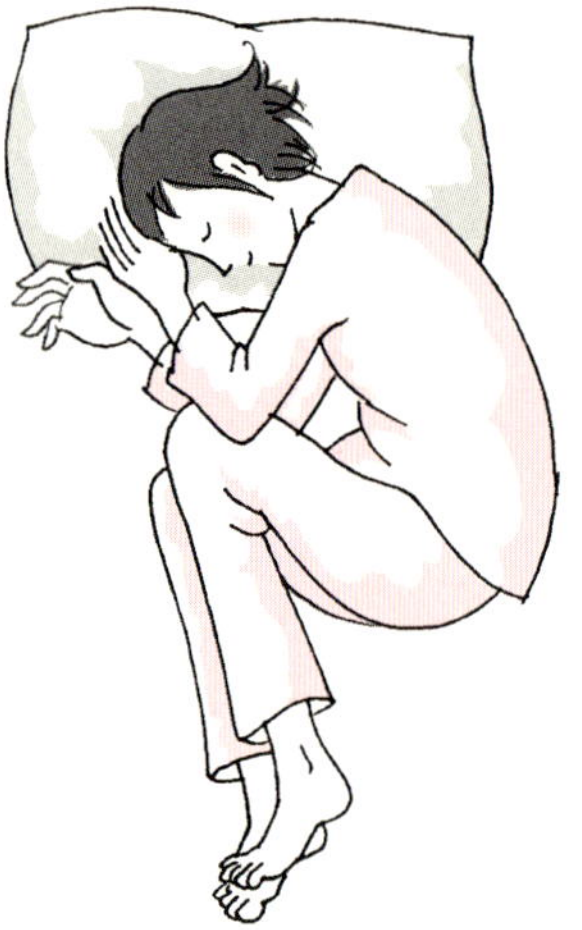

1 胎児型

顔や内臓を隠すように丸まって眠る

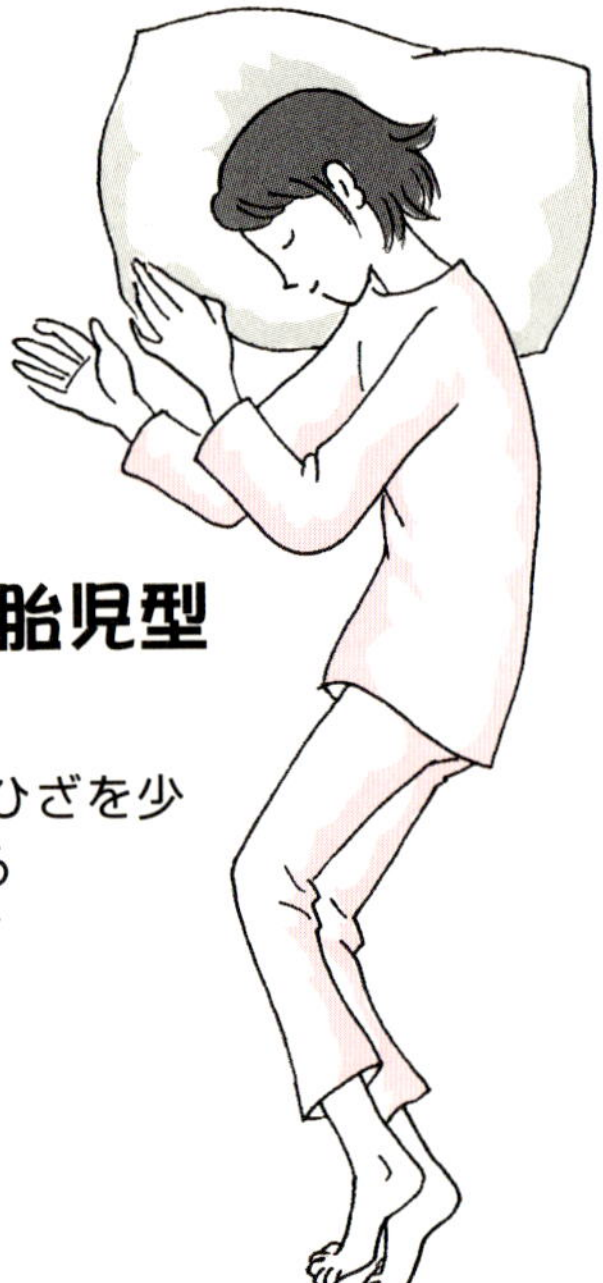

2 半胎児型

横向きで、ひざを少し曲げて眠る

4 王者型

仰向けで、手足を
伸ばして眠る

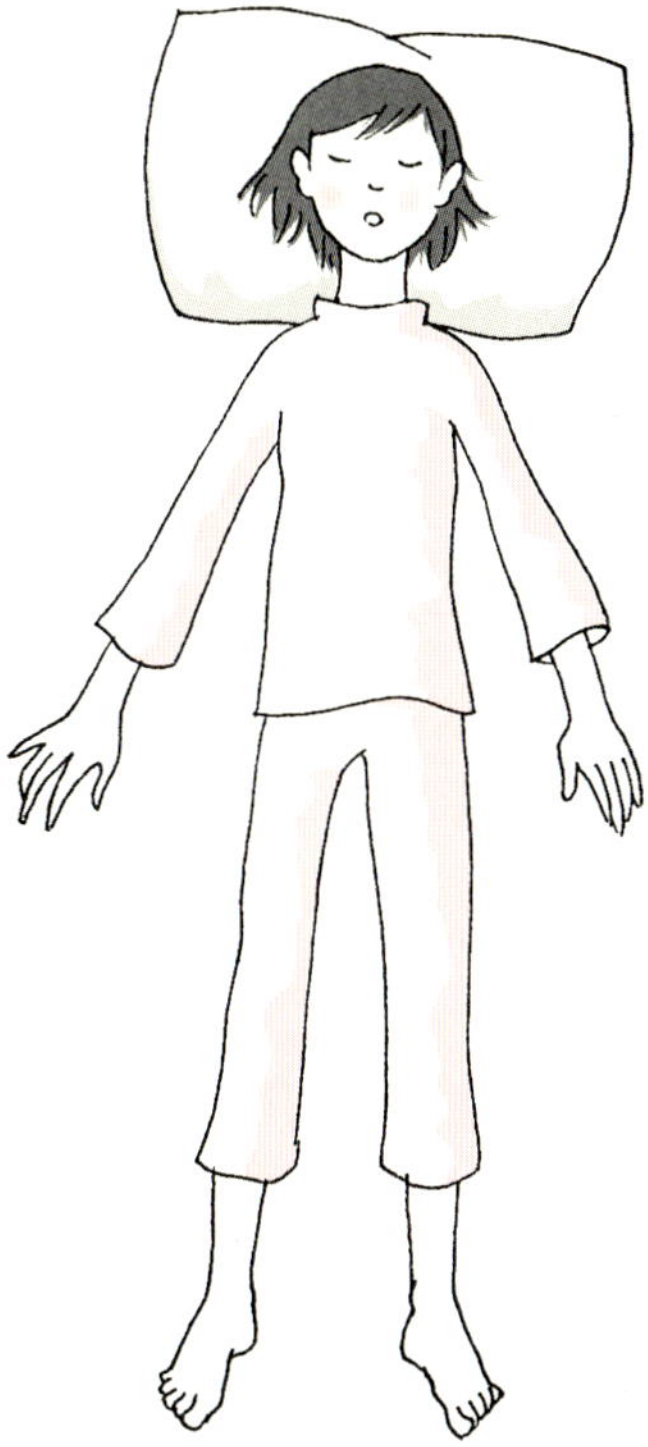

3 うつ伏せ型

うつ伏せに
なって眠る

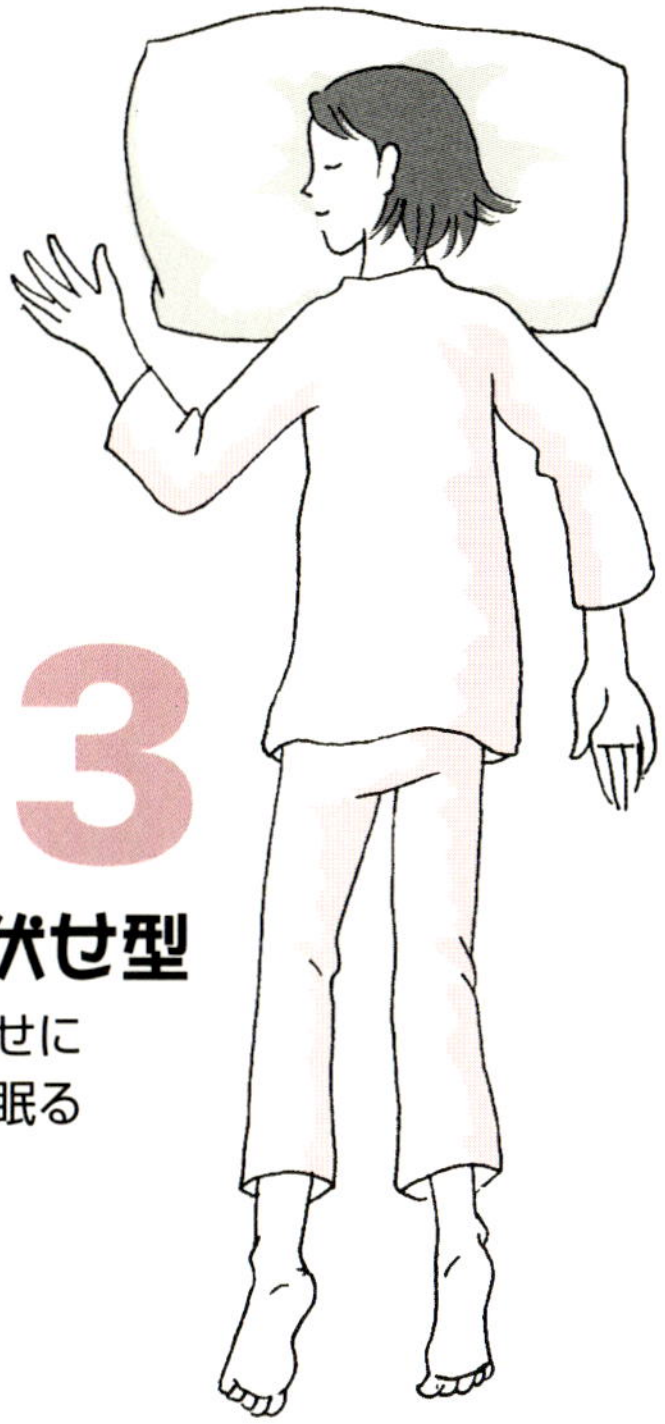

6 スフィンクス型

スフィンクスのように
背中を丸め、ひざまず
いて眠る

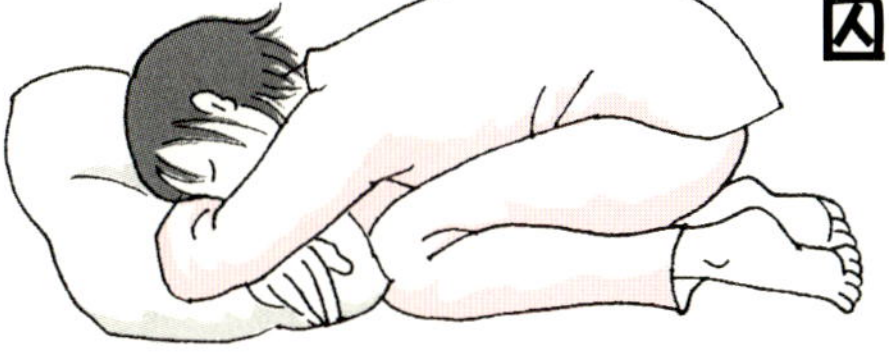

5 鎖でつながれた囚人型

横向きで、両足を
ずらし、くるぶし
を交差させて眠る

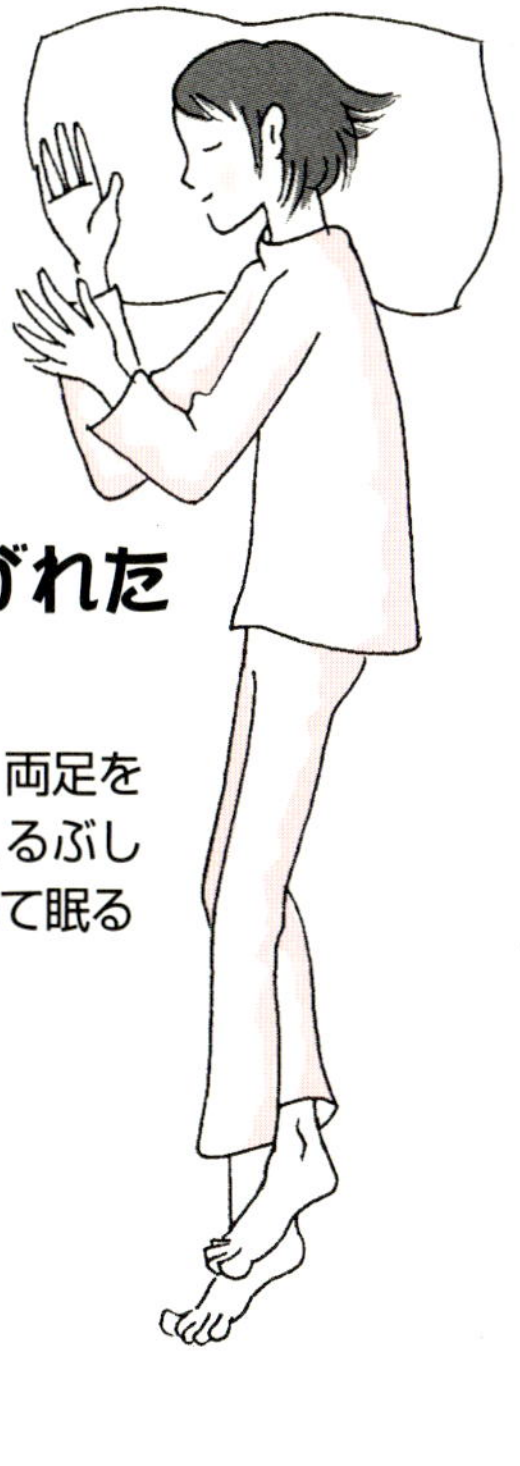

**あなたの
スリープ・ポジションは…**

Q1 advice

寝姿に表われる行動・思考傾向

精神分析医サミュエル・ダンケルは、多くの患者と面接検査を行ない、寝姿にはその人の性格や心理状態が投影されることを見出しました。そこで、まずはあなたの寝姿から、おおまかな性格や心理状態を推理してみましょう。

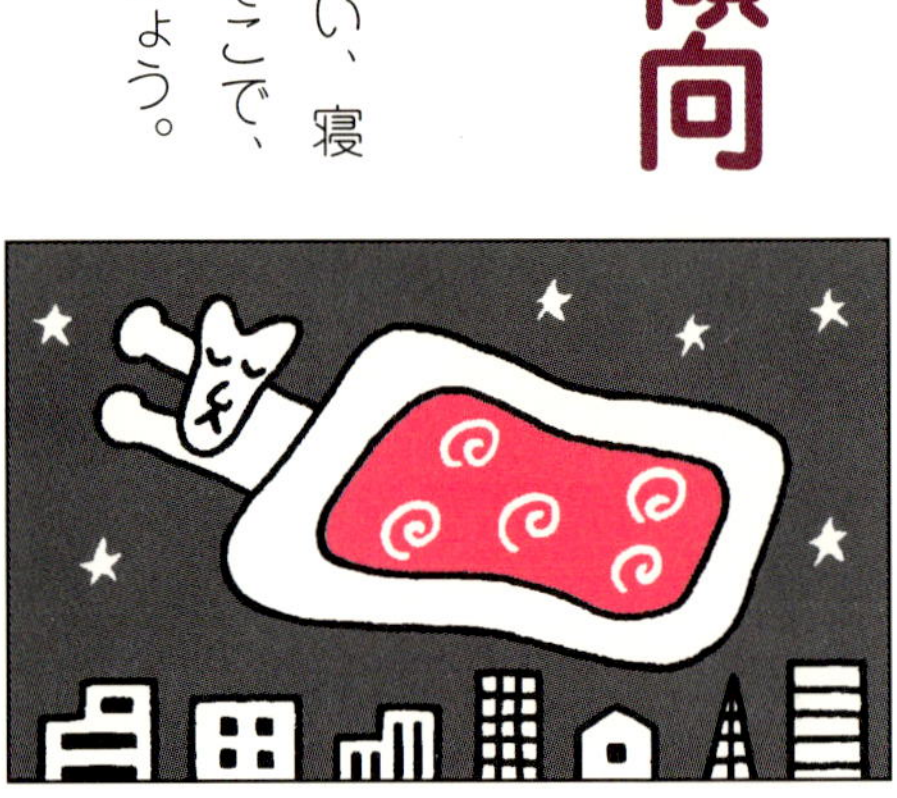

サミュエル・ダンケルの解釈

❶胎児型の性格

常に誰かに保護されたいと望み、親や兄弟など、幼い頃に自分を保護してくれた人に依存し続ける傾向があります。自分の世界に閉じこもりがちで、積極的に意見を主張したりするのは苦手です。

❷半胎児型の性格

この寝姿は、右に左に自在に寝返りを打つことのできるバランスのとれたポジションです。性格も非常にバランスのとれた安定型といえるでしょう。ストレスを上手にコントロールし、柔軟に物事を考えられる人です。

❸うつ伏せ型の性格

いつも自分が中心になって物事を進めようとしています。計画的に正確に物事を運びたいので、周囲の人には口やかましいかもしれません。しかし、その分非常に几帳面でまじめといえます。

❹王者型の性格

手足を伸ばしてゆったりと眠る人は、堂々とした性格で、心も柔軟で安定しています。また、いつも自信に満ちあふれているので、何事に対してもオープンに接します。ちなみに、このタイプは親の関心を一身に集めて育った人に多いといわれています。

❺鎖につながれた囚人型の性格

寝ている間にくるぶしを重ねるのは、仕事がうまくいっていなかったり、不安や問題を抱えていることの表われです。そのため、このタイプは職場や異性関係などに悩みを抱えている人に多いといわれています。

❻スフィンクス型の性格

これは眠りを拒否するポジションで、眠りの浅い人や不眠傾向にある人に多いようです。闘争心が強く、早く昼間の世界に戻って闘おうとしているため、このポジションをとるのだといわれています。

以上の解釈が「まさに自分にピッタリ当てはまっている」という人もいれば、意外な感じがする人もいることでしょう。性格とは、その人を特徴づけている行動や思考の傾向です。寝姿もその人の行動の一つなので、おおまかに性格を把握するヒントにはなりますが、寝姿一点をとらえて性格を決定づけることはできません。次からは、さらにいくつかの心理テストを行ない、あなたの行動・思考パターンをより詳しく分析していくことにしましょう。

Q.2

急いでいないのに、エスカレーターを走っていることはありませんか？

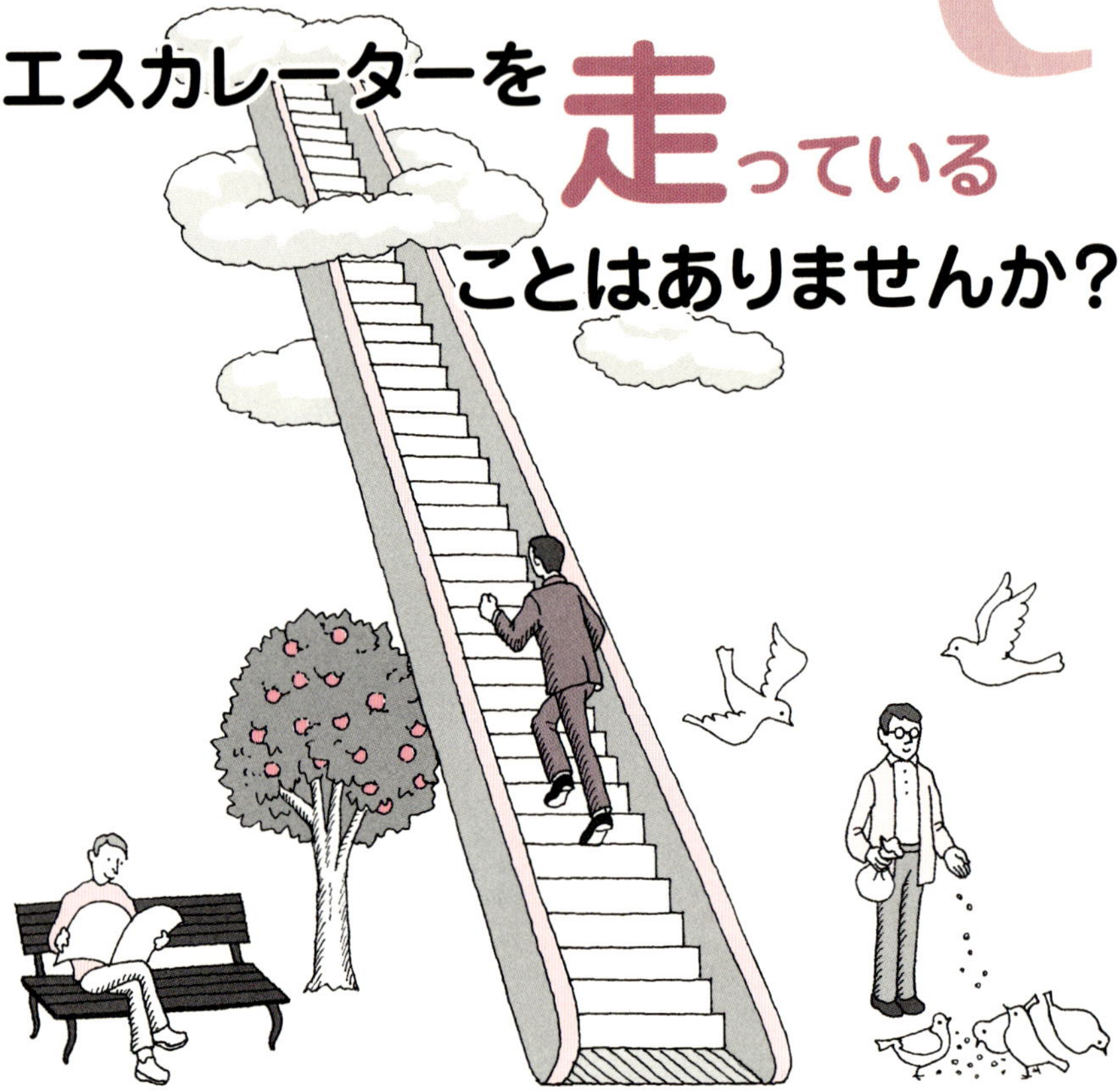

あなたの日頃の行動パターンについて質問します。以下の各項目について、①よくある、②ときどきある、③めったにない、④ない——の４つの中からあてはまるものを選び、それぞれの点数を記入してください。最後に合計点を出してください。

質問項目	1	2	3	4
食事の際、会話を楽しんだり、ゆっくり味わうことがない				
歩くのが速いといわれることがある				
大きな声でハキハキと話す				
スケジュール帳には予定がギッシリ書き込んである				
エスカレーターを階段のように昇り降りする				
エレベーターが来るのを待つくらいなら、階段を使う				
まわりくどい話し方をされると自分が先回りして結論を言ってしまう				
ぼんやりするのが苦手				
常にライバルの動静が気になる				
常に他人と比較して自分を評価する				
じっくり考えるより、精力的に動き回る				
時計を頻繁にチェックする				

1 よくある　5点
2 ときどきある　3点
3 めったにない　1点
4 ない　0点

あなたの合計点

点

Q2 advice

ゆとりのある生活を心がけましょう

合計点が30点以上の人は〝タイプＡ〟

精力的で活動的。何事にも一生懸命で、いつも時間に追われ、せかせかと忙しく動き回る。競争心、敵対心が強く、攻撃的である。

これは、フリードマンとローセンマンという心理学者が命名した「タイプＡ」とよばれる人の行動パターンです。タイプＡを「せっかちタイプ」だとすると、対照的な「のんびりタイプ」は「タイプＢ」とよばれています。

タイプＡは管理職の人に多く、出世タイプなのですが、持続的なストレスを受けていることが多く、タイプＢにくらべて臨床統計学的に心臓病や高血圧になりやすいといわれています。

あなたはタイプＡの行動パターンに偏《かたよ》っていないでしょうか。このテストの質問項目は、タイプＡの特徴的な行動パターンを集めたものです。合計点が30点以上だった人は、タイプＡの「せっかちな

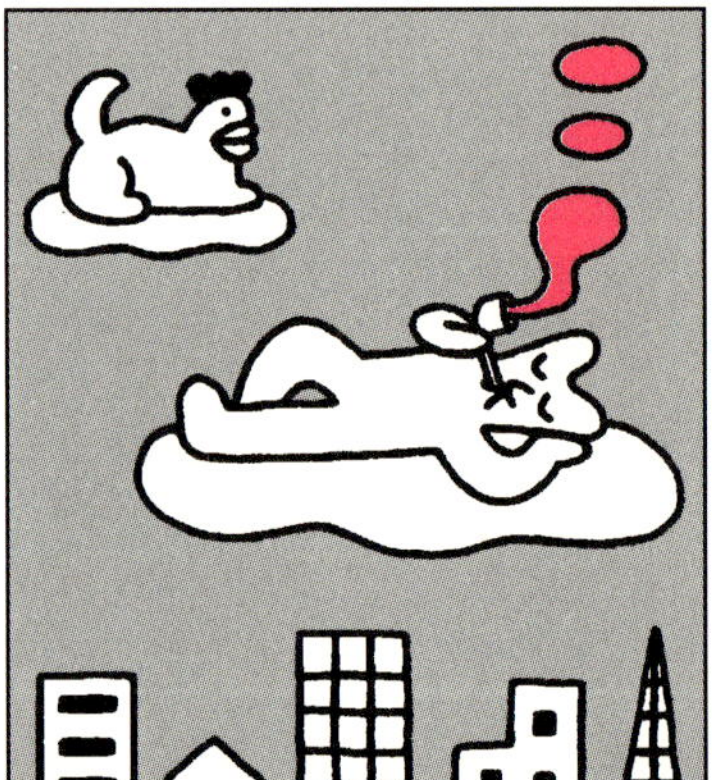

生き方」をしているのかもしれません。タイプＡの人は、成功を目指してがむしゃらにがんばることができます。仕事に対する熱意は人一倍なので、必ずしもストレスに弱いわけではないのです。気をつけなくてはならないのは、「いくらがんばっても、計画通りの成果が上がらない」と感じたときです。

タイプＡの人は「がんばりすぎ」に注意！

タイプＡの人はこれまで精力的に仕事をしてきただけに、仕事に価値を見出せなくなると、突然やる気を失い、どうしようもない無力感に襲われることがあります。世の中には自分の力ではどうにもならないこともあるのに、タイプＡの人は余裕がなく頑固なため、何もかも自分で背負い込もうとします。そして、空回りしながらどんどん自分を追い込んでしまうのです。

タイプＡの傾向がある人は、もう少しゆとりのある生活を心がけてはどうでしょうか。いつもせかせかと時間に追われていたのでは、緊張感を解きほぐす間がありません。効率的に動いているように見えても、急ぐあまり大切なものを見落としているかもしれません。

ときには立ち止まって、じっくり考える時間を持つべきです。食事はゆっくり時間をかけて、会話と料理を楽しむようにすると、気分がリフレッシュして、仕事上のよいアイディアがひらめくこともあります。また、会話の中から貴重な情報を得られることもあるでしょう。

世の中には、自分の努力だけではどうにもならないことがあります。がむしゃらにがんばるよりも、時間や心の余裕がもたらす成果にも目を向けてみてください。

Q.3

左アングルと右アングル どちらがあなたの キメですか？

顔の左側・1

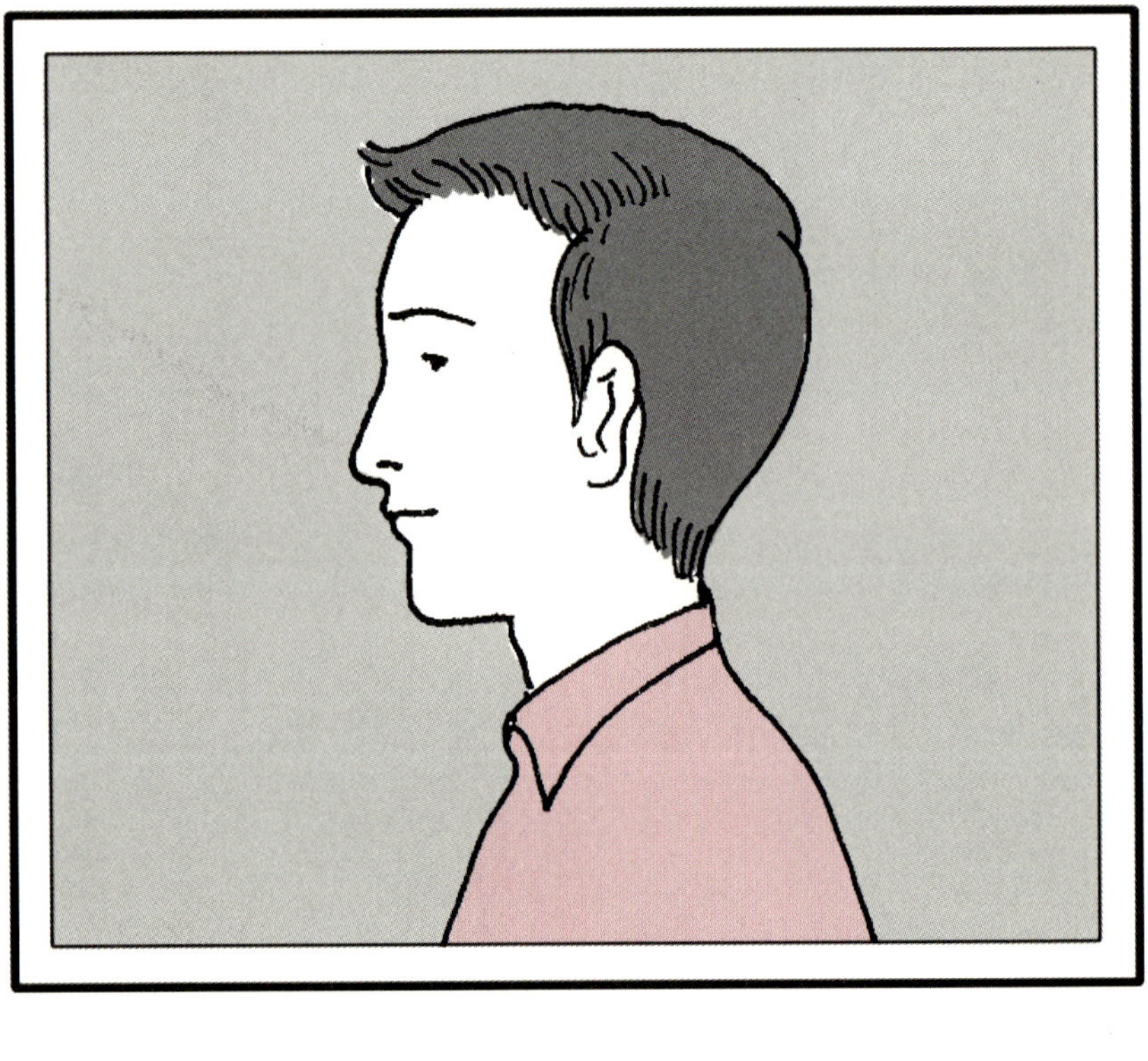

有名カメラマンが顔写真を撮ってくれることになりました。
あなたなら顔の左側、それとも右側、どちらの向きから撮ってもらいますか？
数字を１つ選んで□に記入してください。

2・顔の右側

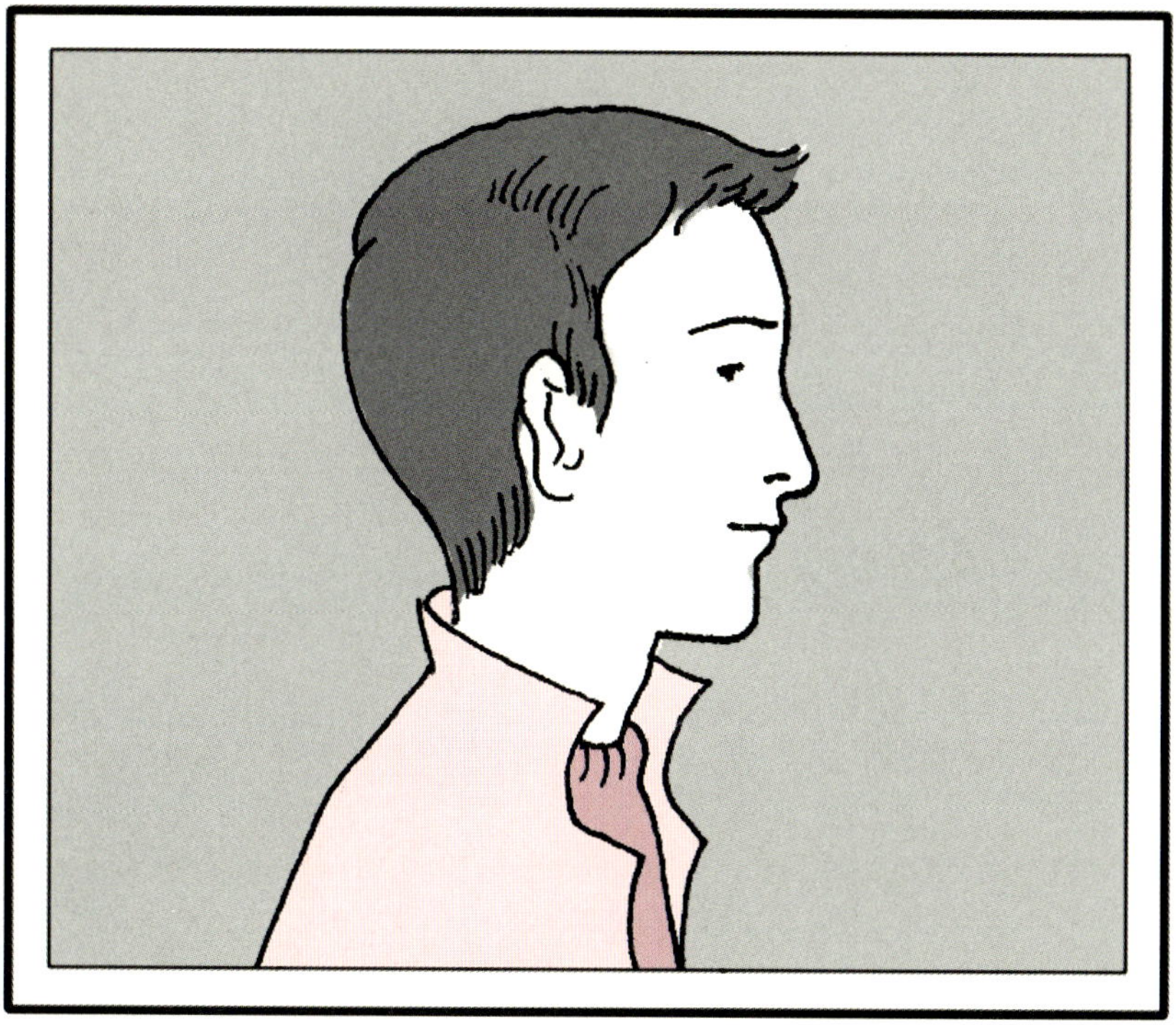

あなたが選んだのは
どっち側…

□

Q3 advice

見せたいアングルでわかる性格

右側は内向的、左側は外向的

あなたは右、それとも左、どちらの向きを選んだでしょうか。実は、右側と左側には、大きな意味が隠されているのです。

わたしたちには喜怒哀楽の感情があり、感情は表情としてよく顔に表われます。そして、顔を左右半分に分けて見た場合、感情は顔の左側に表われやすいといわれています。

京都大学霊長類研究所などが行なった研究によると、生後1ヵ月の赤ちゃんの泣き顔を撮影し、右側のみ、左側のみで合成写真をつくって分析したところ、左側のみでつくった泣き顔に、より強く感情が表われていたとされています。わたしたちは、無意識のうちに顔の左半分に本音をさらけ出しているのです。

つまり、1の左側での撮影を希望した人は、自分の感情や本音を積極的に見せたがるタイプ、すな

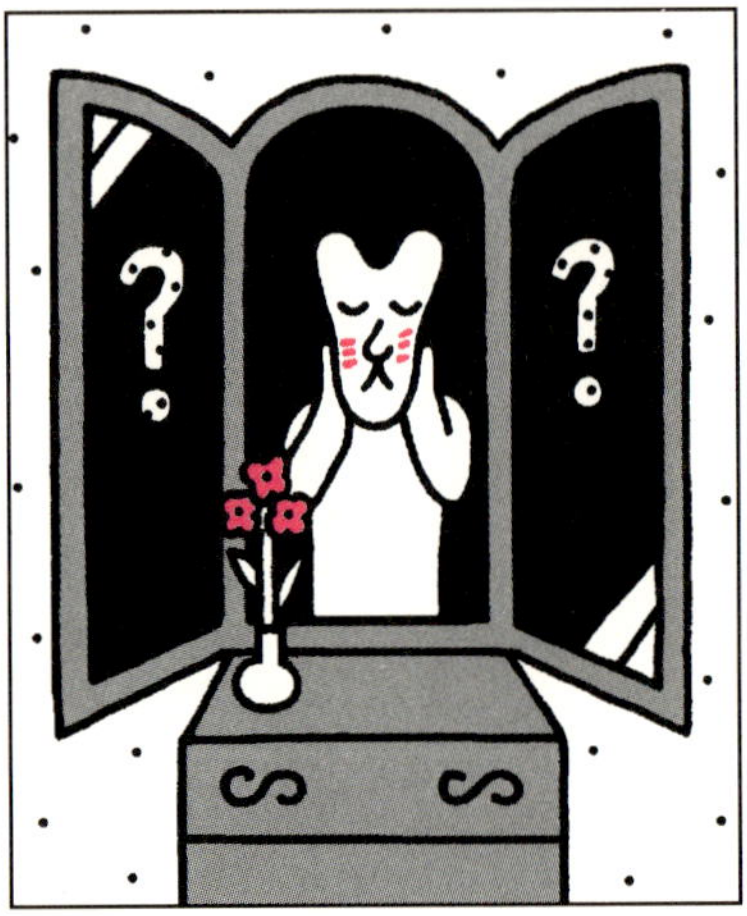

わち外向的なタイプといえます。一方、2の右側を選んだ人は、本音を見せたがらない内向的なタイプといえます。

右向きと左向きの違いについての研究には、次のようなものもあります。

子どもを対象にした調査では、子どもに人や動物、車などを描かせると、全体の約9割が自分に向かって左向きに描くといいます。左向きに描く子どもたちは、明るく外向的で、いわゆる普通の子どもです。右利きの場合、左向きに描く方が書きやすいので、右利きの人はたいてい左向きの絵を描くのですが、このときに自分の内面をさらけ出すという外向的な感覚が生まれるといわれています。一方、右向きの絵を描く子どもには、内気で消極的な子どもが多いそうです。

内向的なタイプと外向的なタイプは、それぞれ一長一短があり、どちらがよいということはありません。

内向的なタイプの人は、とにかく考えることが好きで、じっくり検討してから物事を進めるので、人にだまされたり失敗することは少ないのですが、反面、失敗をおそれて行動に移さないという消極的な面があります。

一方、外向的なタイプの人は、逆に理論的に考えることが苦手なので、どちらかというと考える前に行動を起こします。失敗しても立ち直りが早く、積極的に新しいことに挑戦するのですが、大ざっぱでそそっかしいという面もあります。

自分のタイプ、すなわち特性を知って、今後の仕事や人間関係を円滑に進めるための参考にしてみてください。

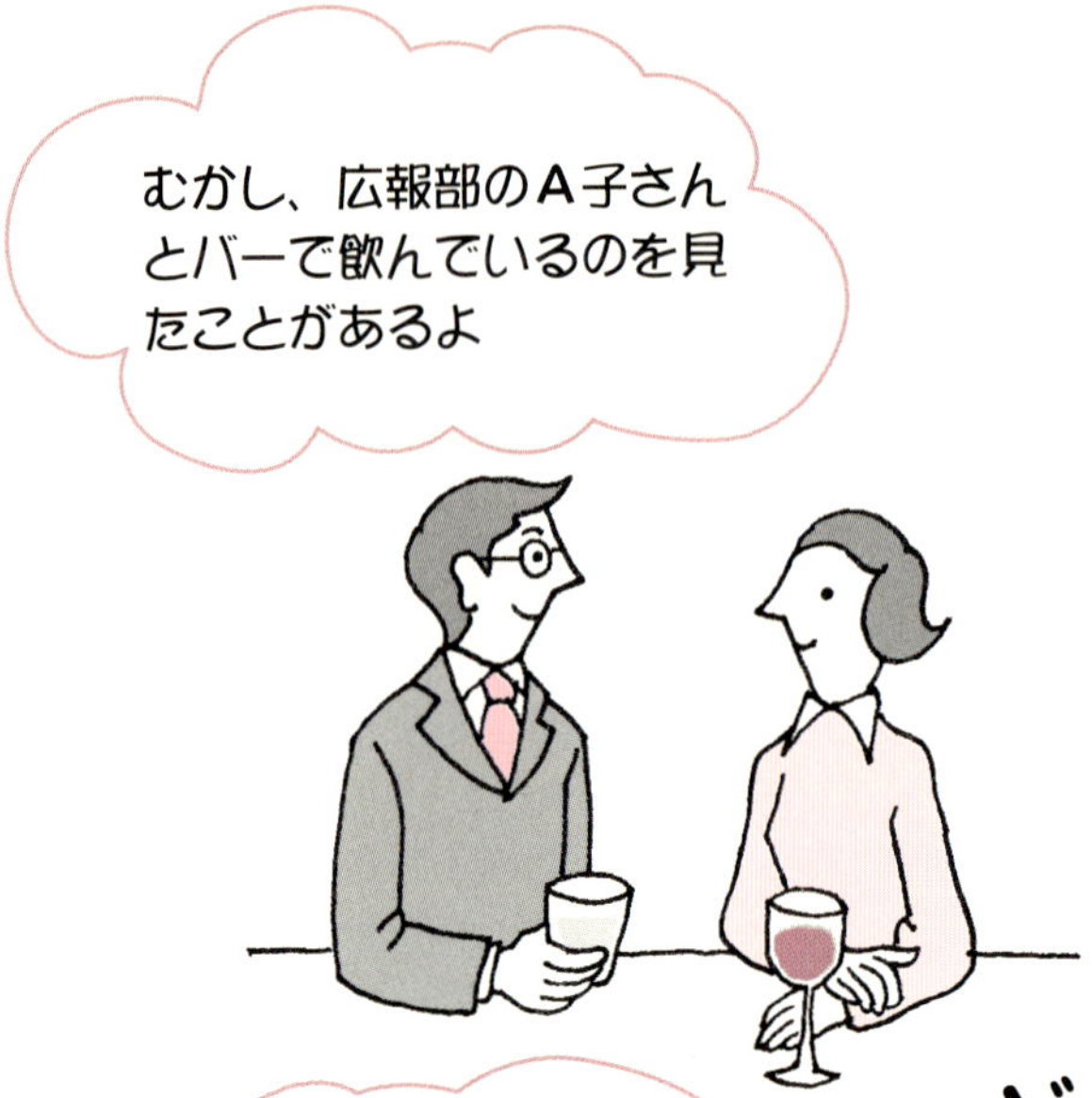
むかし、広報部のA子さんとバーで飲んでいるのを見たことがあるよ

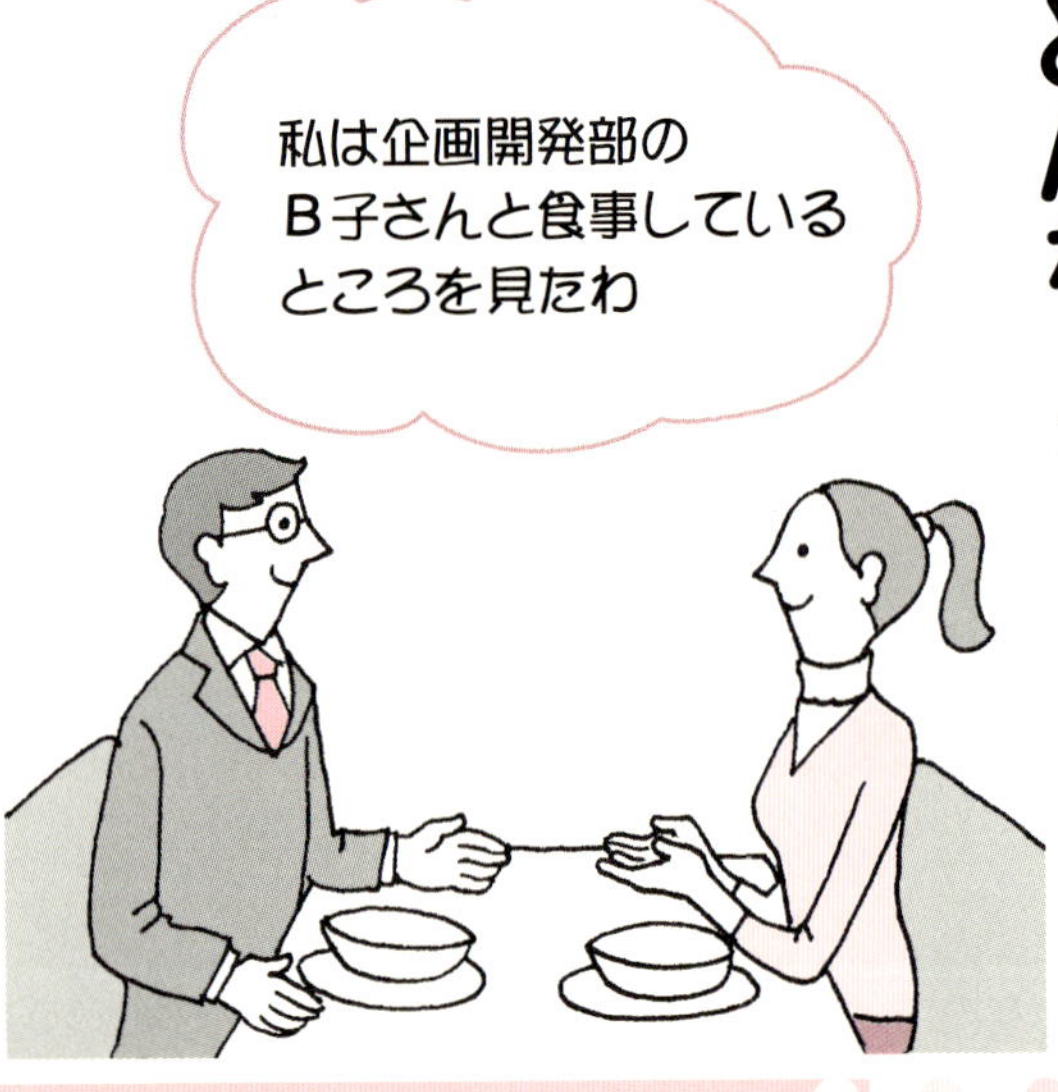
私は企画開発部のB子さんと食事しているところを見たわ

Q4

様々なうわさのある新任部長は、どんな人でしょう？

あなたの課に、新任部長がやってくることになりました。あなたはその部長に会ったことがありません。しかし、会社の同僚たちは新任部長について、様々なうわさ話をしています。次の4つのうわさ話から、あなたは新任部長にどんな印象を持ちましたか？　回答欄に記入してください。

この間、重い荷物を
持って困っているとき
きに半分持ってくれ
たよ

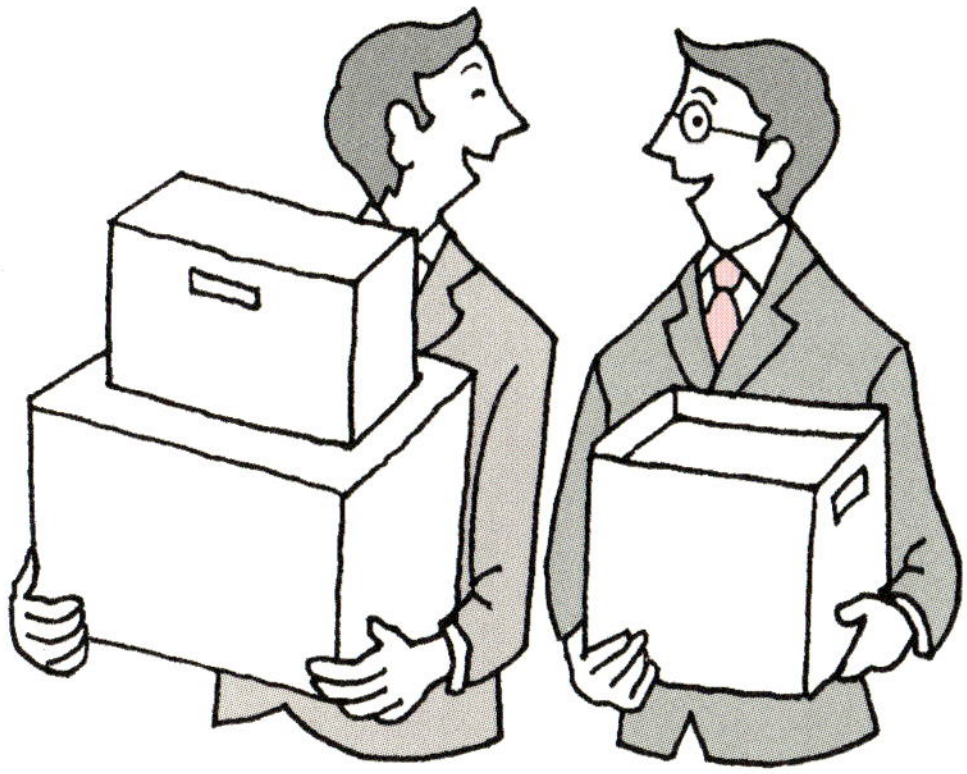

そういえば、電車で
お年寄りに席を
ゆずっているのを
見たことがあるわ

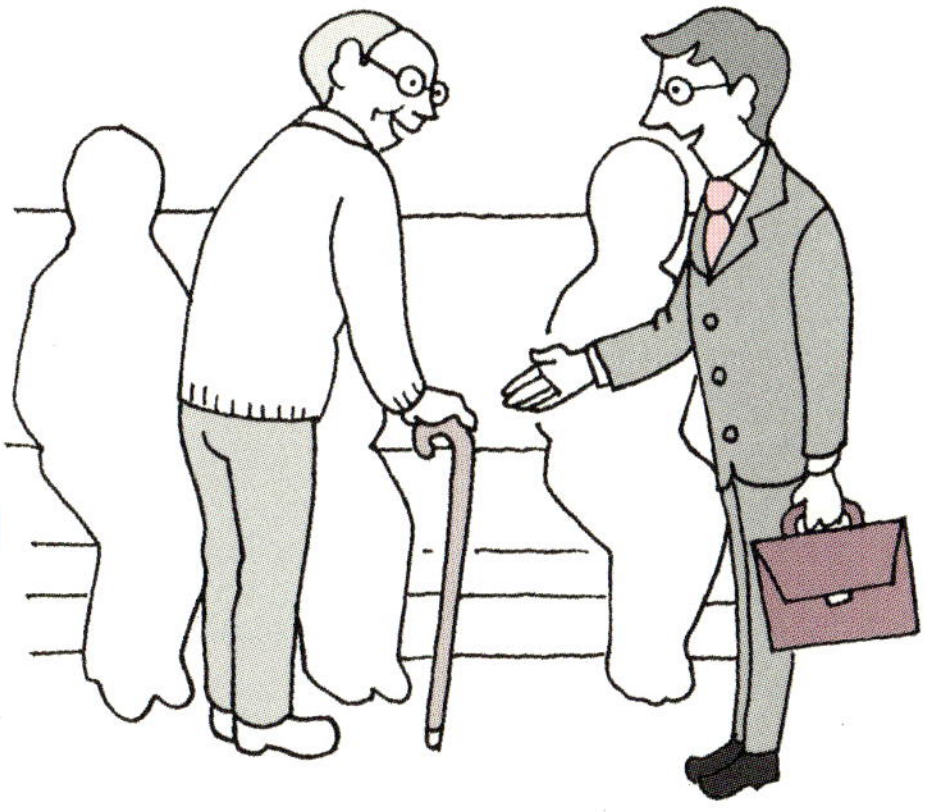

回答欄（自由回答）

Q4 advice

偏《かたよ》った情報に惑わされず、全体を見ましょう

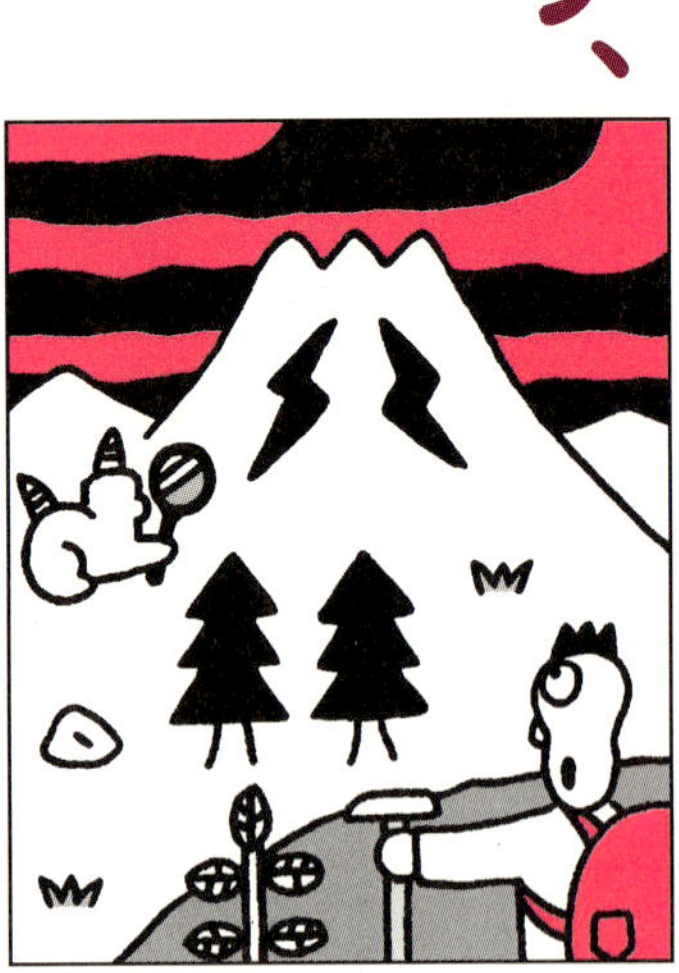

偏った思考の「単純化タイプ」

このテストの目的は、新任部長のことをどう思ったかではなく、「女性がコロコロ変わる」「やさしく思いやりがある」という、一見矛盾《むじゅん》する目撃情報をどうとらえるかをみることにあります。

新任部長に対して、「女性関係にだらしない。上司として尊敬できるだろうか」とか、「女性に手が早そうだから、気をつけなくちゃ」というマイナスの印象を持った人は、情報を単純化して処理してしまうタイプといえます。矛盾する情報があるとき、自分にとって〝より印象の強い情報〟だけにひかれ、そのほかの情報を無視してしまう傾向があるのです。

このように印象の強い情報を選択する場合、多くの人は他人の評価を下げるような悪い情報を優先させる傾向があります。ですから、単純化タイプの人は他人のあら探しが得意で、普段から他人の欠点に注目し、その欠点だけで評価を下すという悪循環に陥《おちい》る場合が少なからずあります。人にはそれ

ぞれよい面、悪い面があるのに、細かいところにこだわりすぎて、全体が見えていないのです。また、単純化タイプの人は、物事を「よい or 悪い」「好き or 嫌い」などと、白黒をはっきりさせないと気がすみません。しかも、よく知らない人には偏見《へんけん》を持ちやすく、自分が所属しているグループが一番だと思っているので、新たな人間関係をつくるのが苦手といえます。

物事を単純化するのは簡単で便利ですが、評価や解釈が現実とズレているケースが多く、思考の柔軟性を損なわせることがあるので注意したいものです。

柔軟な思考の「関連づけタイプ」

一方で、新任部長の矛盾する行動を、他の考えに関連づけて評価しようとした人もいるはずです。「思いやりのある人だから、部下の女性の悩みを聞いてあげていたのだろう」とか、「やさしい人だから女性にもモテるのだろう。きっと仕事もできるはずだ」というプラスの印象を持った人は、細かいことにこだわらず、全体を見ることのできる人です。

関連づけタイプの人は、そもそも人間は矛盾した言動をとるものだということを理解していますから、他人の欠点も好意的に受け取ることができます。柔軟な思考で総合的な評価をするので、たいていのことはプラスに転じることができるのです。

単純化タイプだった人は、心を柔軟にして、少し視野を広げてみてはどうでしょうか。周囲の人の印象が変わるかもしれません。逆に、周囲に単純化タイプの人がいる場合は、あなたのマイナス面を見せないよう注意したいものです。

Q5 あなたは努力と根性が好きですか？

あなたの考え方について質問します。次の10の各項目について、AかBのいずれかを選び、AとBの数をそれぞれ合計してください。

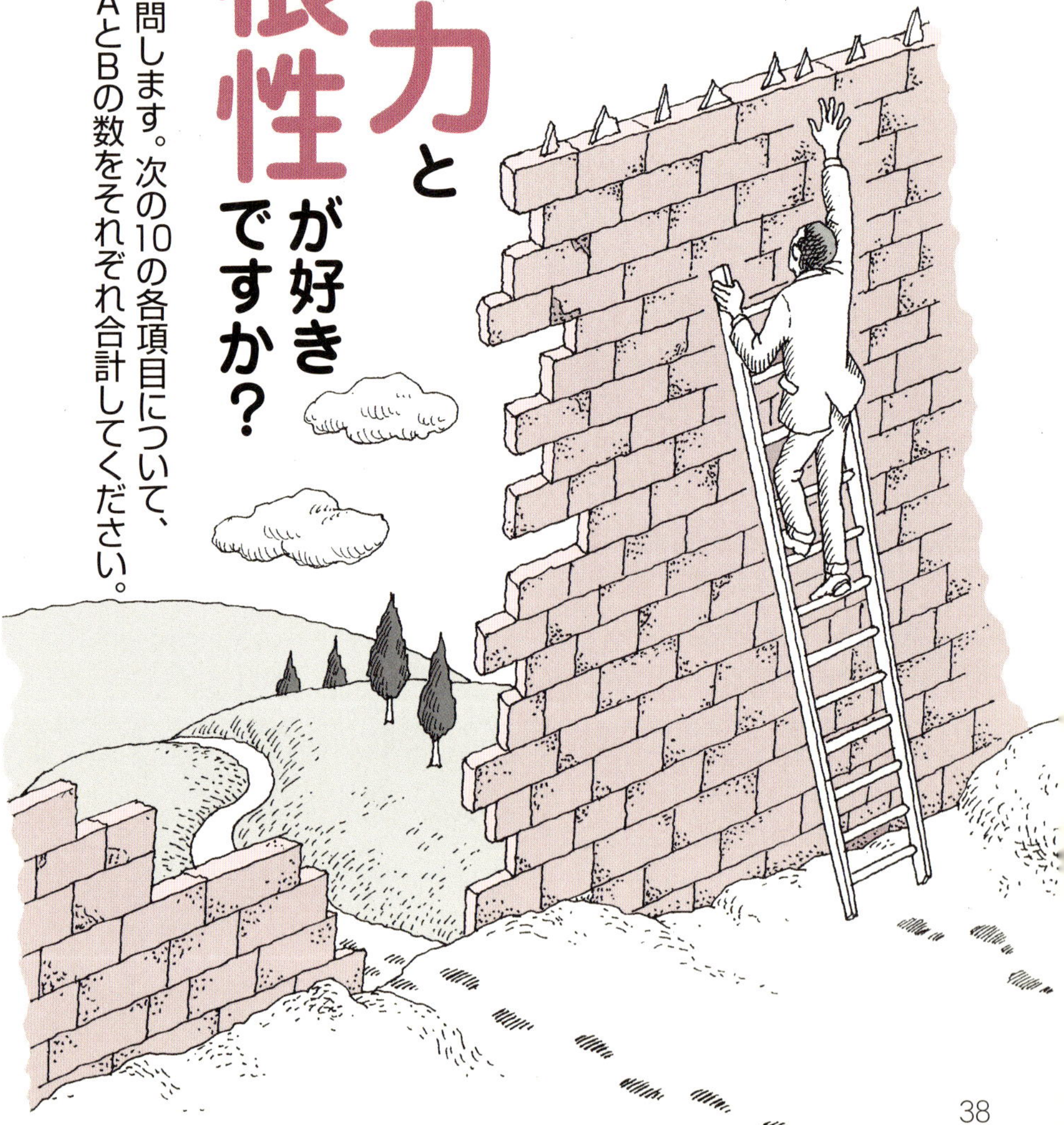

1
私は－

A 上昇志向

B 上昇志向ではない

2
前例がないこと、自分の未体験分野に－

A 挑戦したい

B 挑戦したくない

3
目標を立てるときは－

A できるだけ高めに

B 実現可能なレベルに

4
人と競い合うことが－

A 好き

B 嫌い

5
一度失敗したら－

A 対策を練って再挑戦

B 二度と挑戦しない

6
人の上に立つことを－

A 望む

B 望まない

7
「人から尊敬されたい」「人から注目されたい」と－

A 思う

B 思わない

8
生活について－

A 経済的に豊かでありたい

B 普通でいい

9
自分の能力について－

A どんどん高めたい

B さほど能力があるとは思わないし、高めたいとは思わない

10
掲げた目標は－

A 精一杯努力して実現させる

B 何が何でも実現させようとは思わない

Aの数	Bの数

Q5 advice

「自分はダメ人間」そんな思いは今すぐやめる

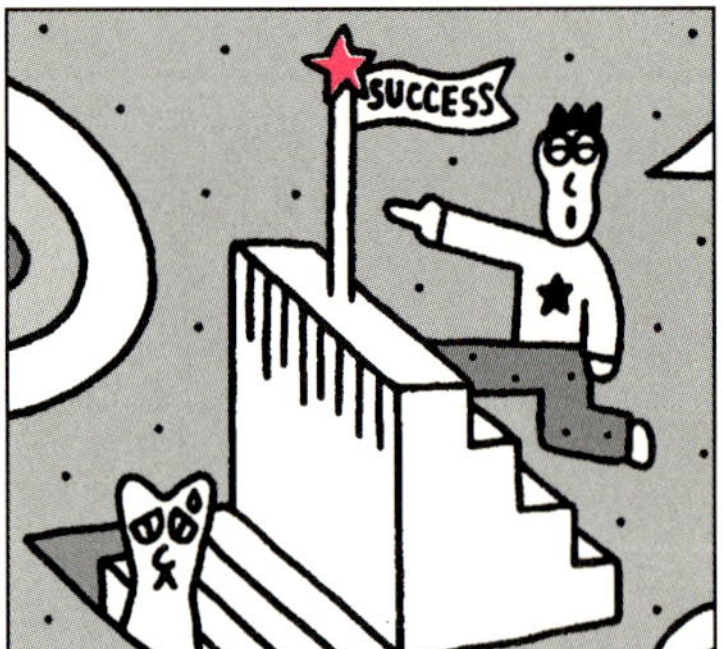

「達成動機」の高い人はやる気のある人

このテストでは、あなたの「達成動機」の高さがわかります。達成動機とは——

①目標を高く掲《かか》げ、たとえ障害があってもそれを克服し、能力を十分に発揮して目標を達成したいという欲求

②他人との競争に勝つことで、自尊心を高めたいという欲求

この2つの欲求を意味し、これらの欲求が高い人ほど達成動機が高いといえます。そして、達成動機が高い人ほど、やる気のある人ということになります。あなたのやる気度はどうだったでしょうか。

結論からいうと、テストの結果でAが多かった人は達成動機が高くやる気のある人、逆にBが多かった人は達成動機が低めで、どちらかというと無気力なタイプです。

達成動機の高い人は自分の行動に自信があり、目標を達成したときは、「自分に能力があったからだ」

と自分自身を高く評価します。逆に失敗したときは、「努力が足りなかったからだ」「運が悪かったのだ」などと考え、決して自分の能力を卑下《ひげ》しません。ですから、「今度はもっとがんばってみよう」と、心機一転がんばることができます。ただ、達成動機の高い人には、私生活を犠牲にしてでも仕事をがんばる「ワーカホリック型」の人が多く、ストレスがたまりがちです。疲れを感じたときは歩調をゆるめて、仕事以外のことに目を向ける余裕も必要です。

「達成動機」の低い人はもっと自分に自信を持とう

一方、達成動機の低い人は、比較的のんびりしているので、人生を楽しむという点では、達成動機の高い人よりも長《た》けているかもしれません。しかし、達成動機の低い人は、成功しても「運がよかっただけ」「簡単な仕事だったから」などと考える傾向があり、自分への評価は消極的です。逆に失敗したときは、「自分に能力がないからだ」と悲観的になるため、「どうせ努力してもムダだ」とますます無気力になってしまうのです。

また、達成動機の低い人は、成功したことに喜びをあまり感じず、失敗した体験をいつまでも重く引きずる傾向があります。周囲からは、「自分の業績を自慢せず、控えめで感じのいい人」という印象を持たれるかもしれませんが、もう少し自信を持って行動してみてはどうでしょうか。

達成動機は高ければよいというものではありません。ひたすら走り続けるのではなく、ときには周りの景色を楽しみながら、のんびり歩いてみる。そんなバランスのとれた生き方を目指してください。

Q.6

その失敗は誰のせいですか？

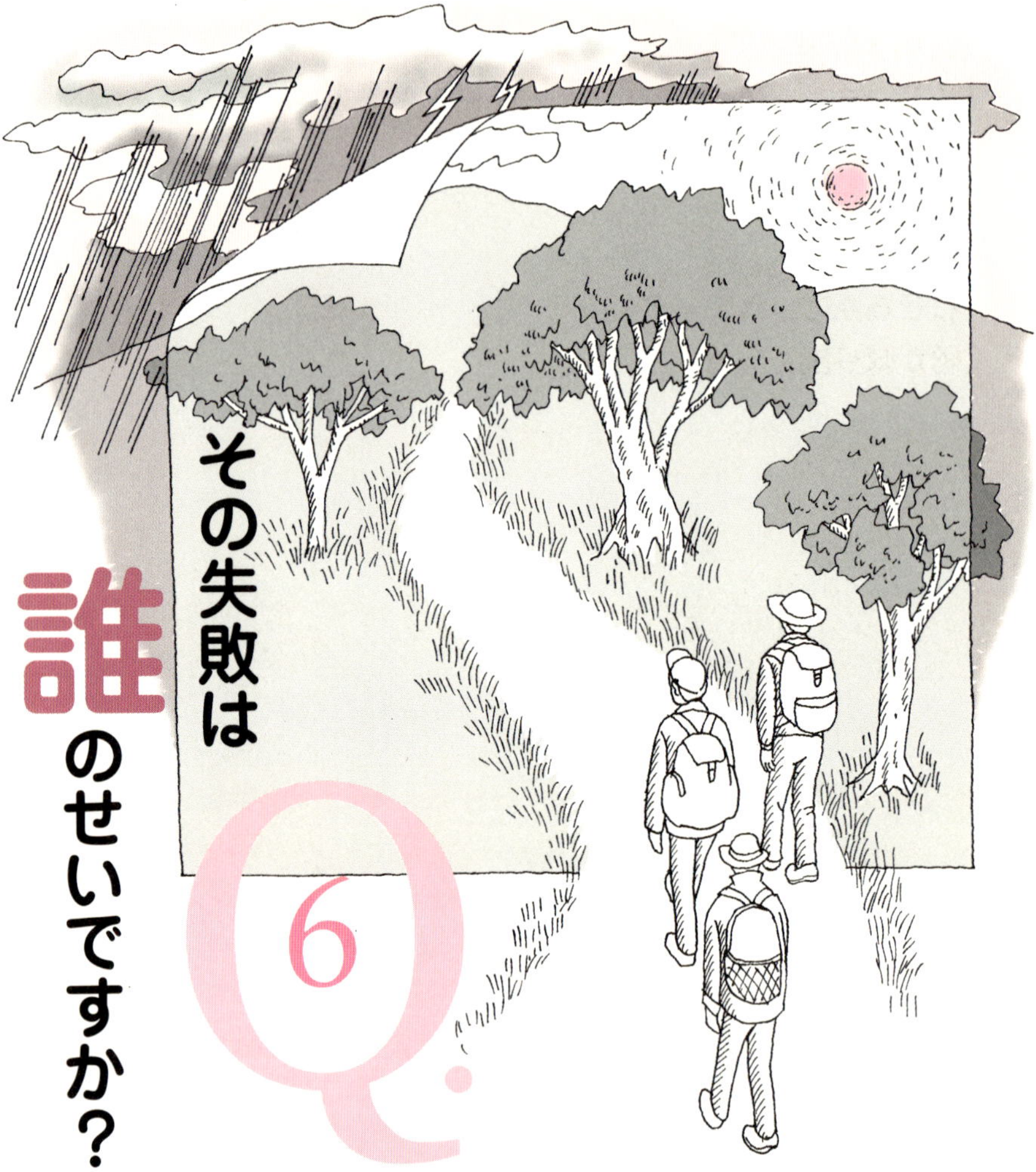

次のように3つのシーンに置かれたとき、あなたならどんなことを考えますか？
あなたのとなりには友人や同僚がいます。彼（彼女）が言ったセリフに対するあなたの考えとして、3つの選択肢の中から自分の思いつきにいちばん近いものを1つ選んで、その点数を記入してください。
最後に合計点を出してください。

Scene1

休日に仲間とハイキングに出かけることになりました。ところが、あなたが待ち合わせ場所に到着するや否や、雨が降り出してきました。

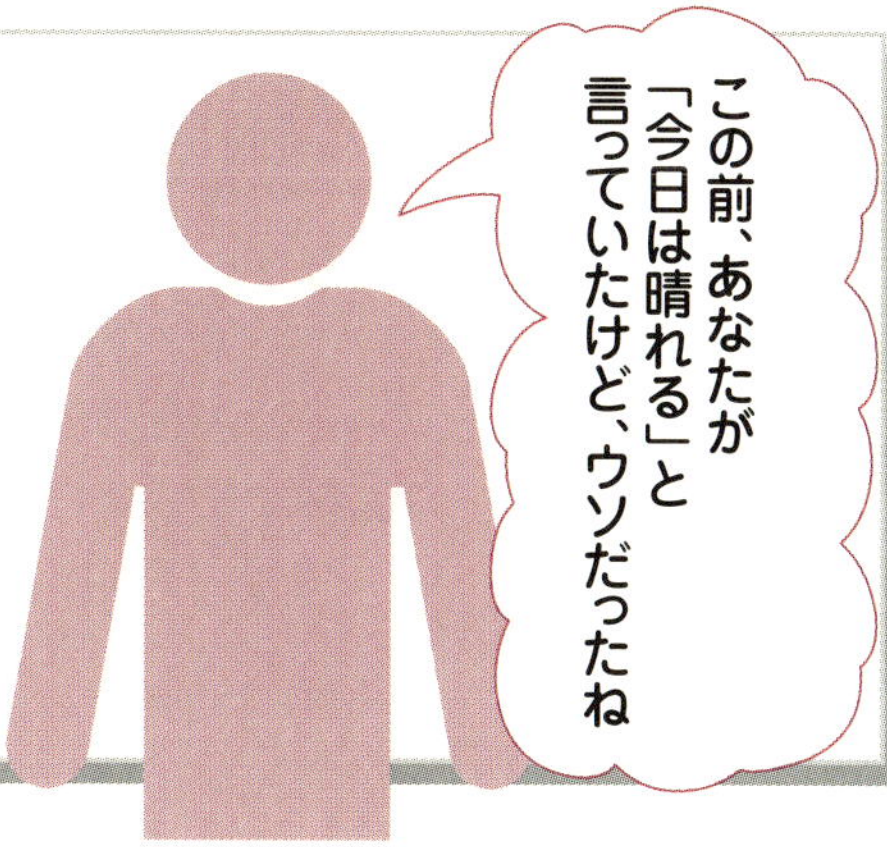
この前、あなたが
「今日は晴れる」と
言っていたけど、ウソだったね

1 一昨日の天気予報は確かに晴れだった。気象予報士が悪い

2 誰のせいでもない

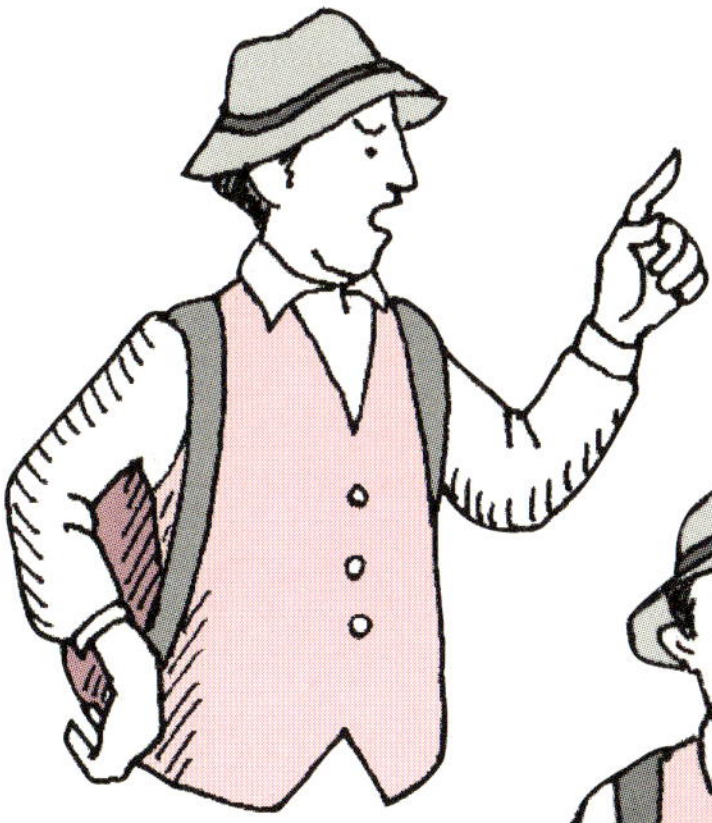

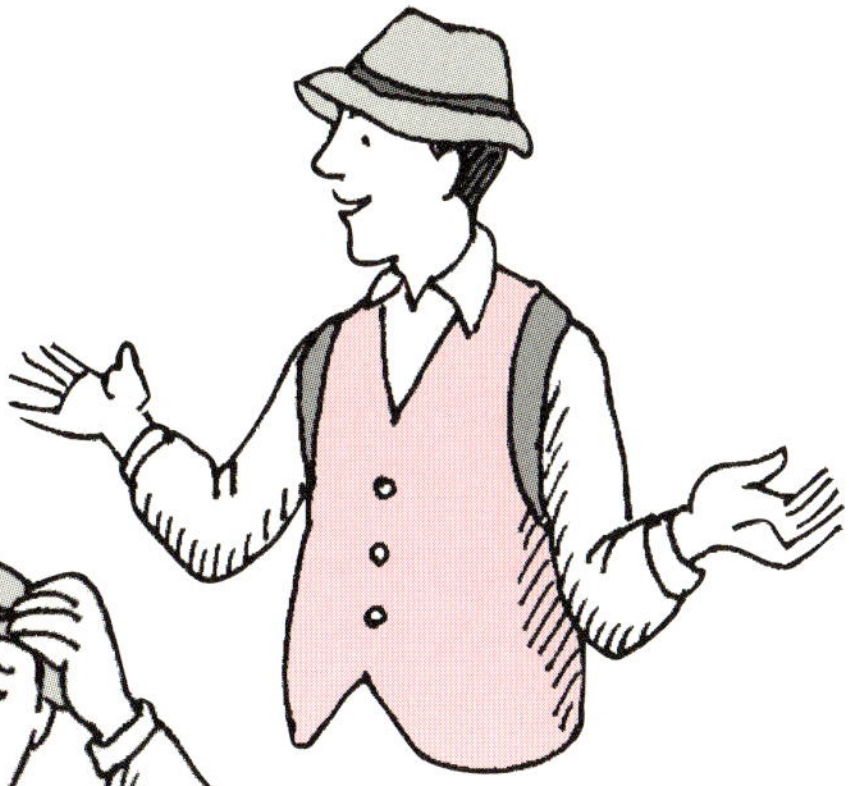

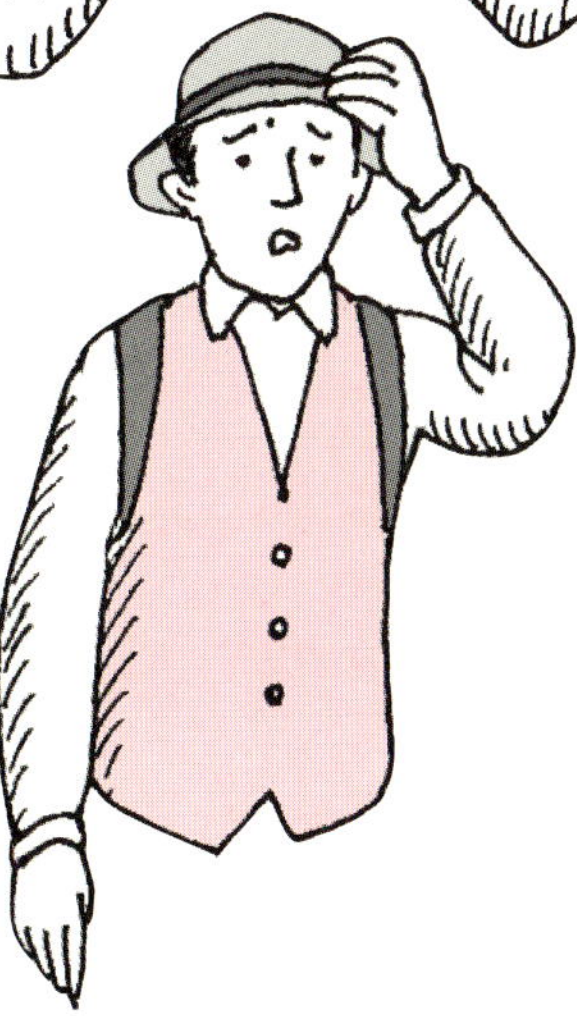

3 昨日の晩、もう一度私がチェックしておけばよかった

選択肢	点　数
1	0点
2	0点
3	2点

あなたの点数は

点

Scene 2

スポーツ観戦のとき、あなたが応援するチームが負けてしまうことがよくあります。今日もテレビで野球を観ていたら、ひいきのチームが負けてしまいました。

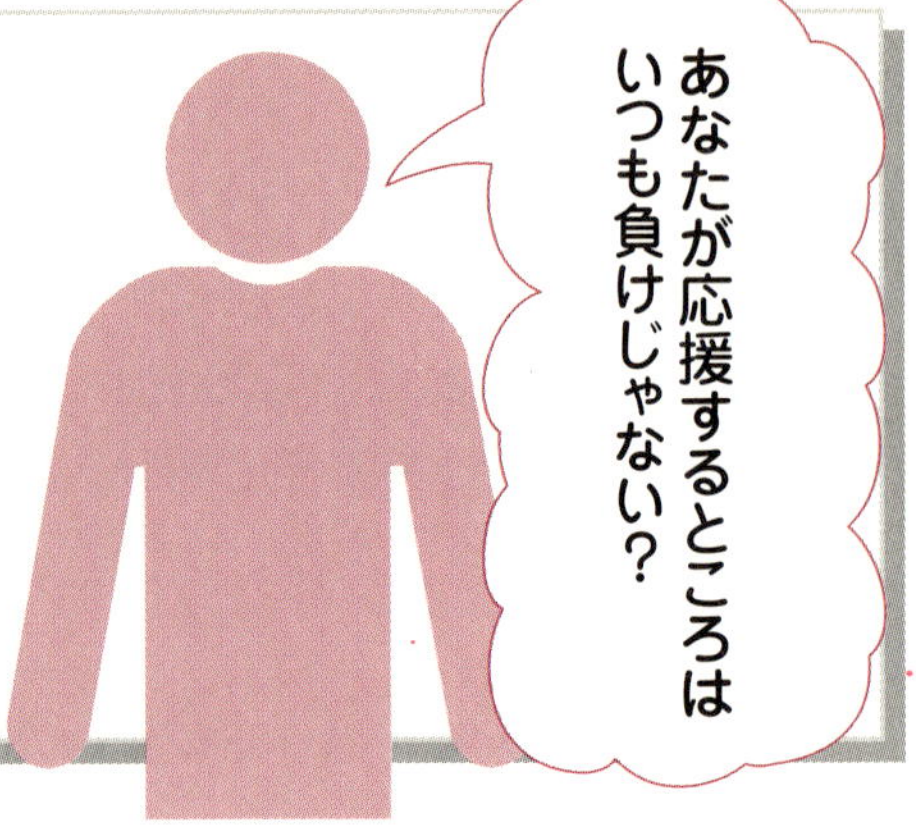
あなたが応援するところはいつも負けじゃない？

1 負けることもあれば、勝つことだってある

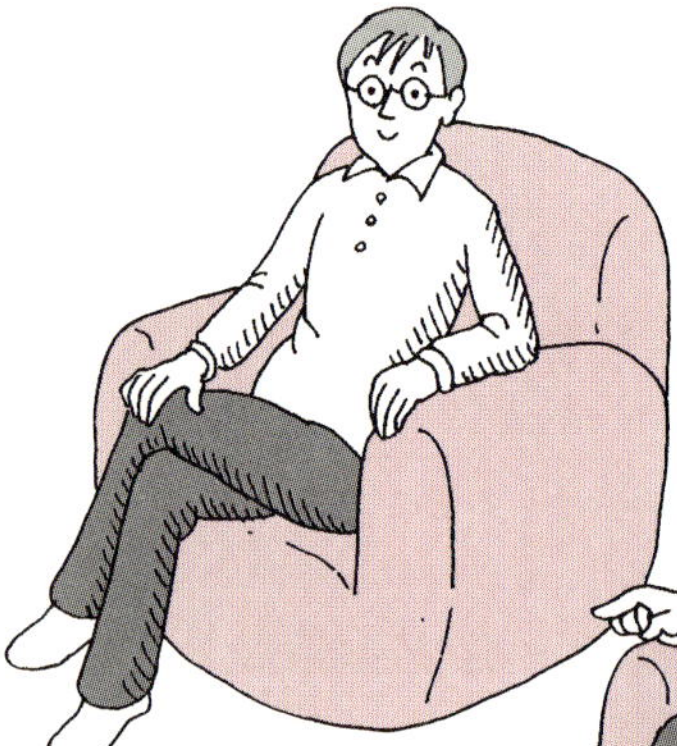

2 負けるのは私が応援するからだ

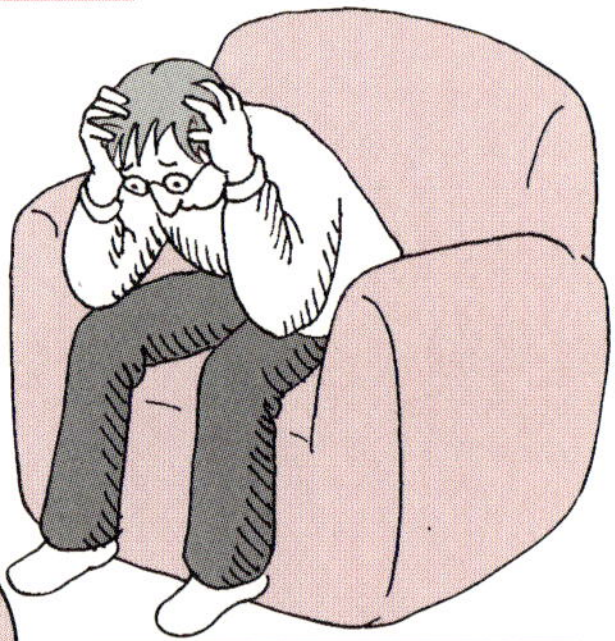

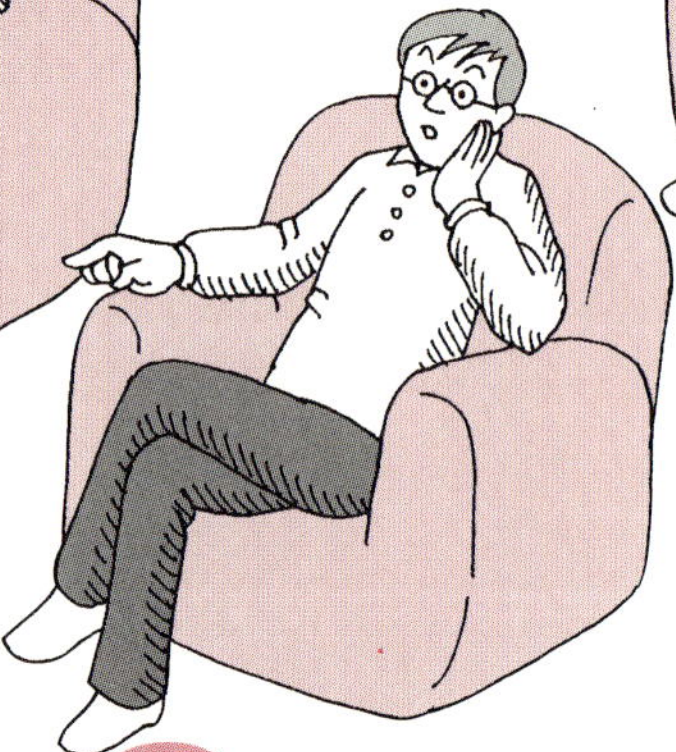

3 負けたのは選手に運がないからだ

選択肢	点　数
1	0点
2	2点
3	0点

あなたの点数は

点

＝ 合計

Scene 3

あなたは昨日、徹夜をして会議用の資料を作成しました。ところが会議当日、資料にいくつかのミスが見つかりました。

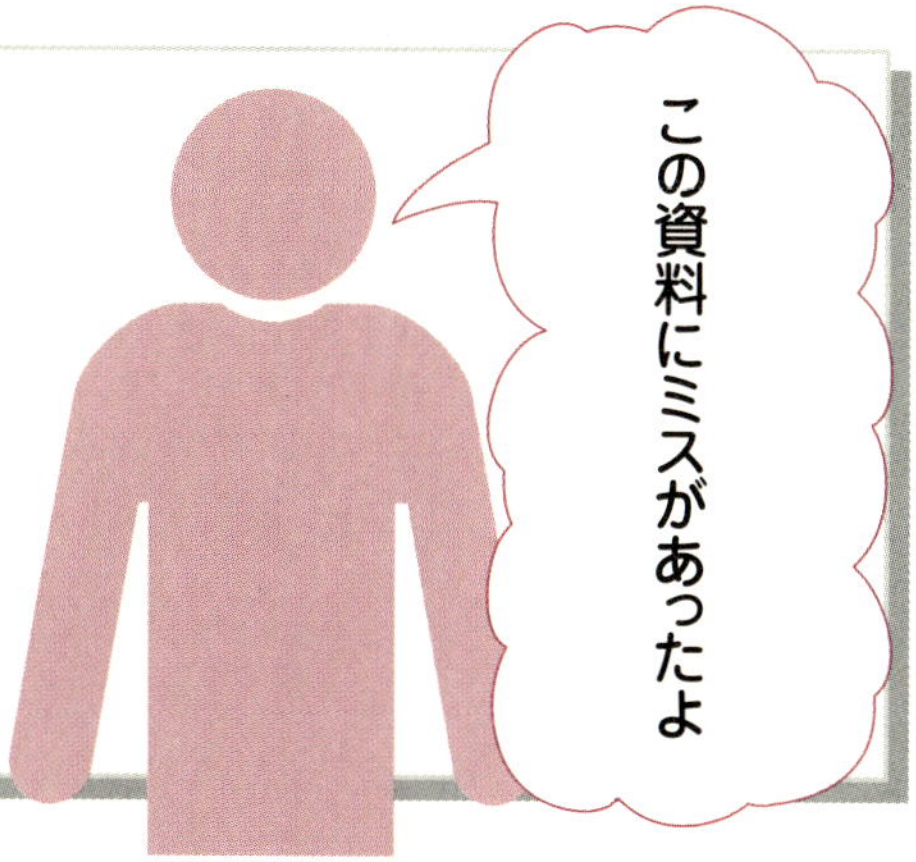

1 私の注意が足りなかった

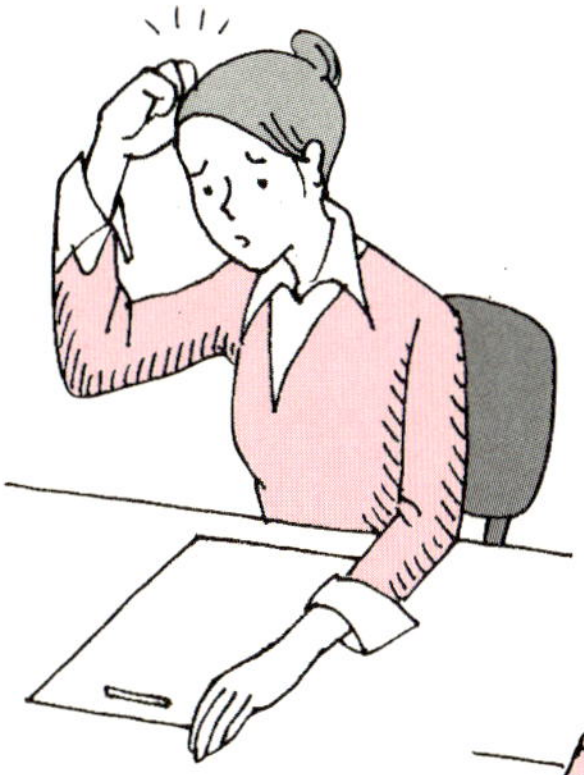

2 徹夜でやらせるからそうなるんだ

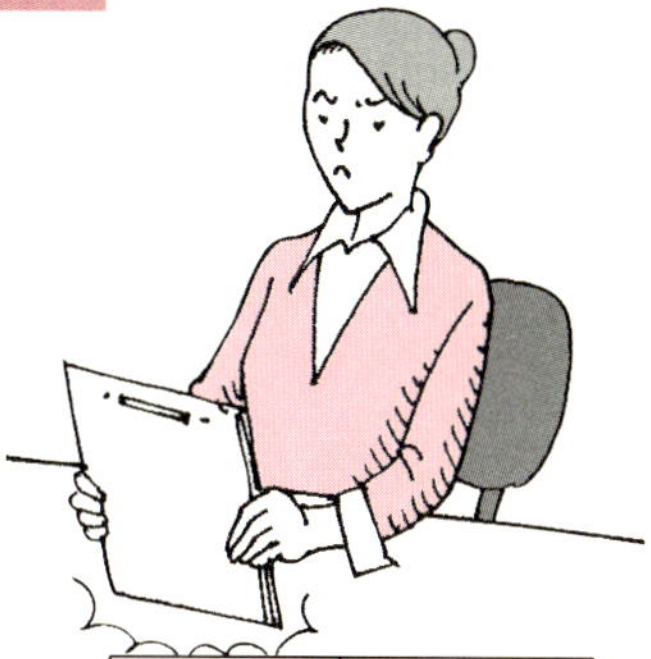

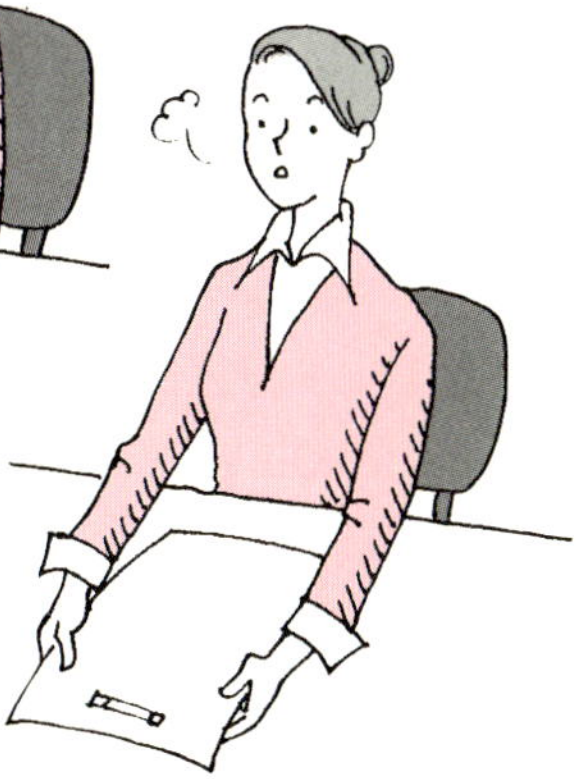

3 人間だからミスをするのは当然

選択肢	点　数
1	2点
2	0点
3	0点

あなたの点数は

点

Scene1		Scene2		Scene3
	＋		＋	

Q6 advice

必要以上に自分を責めてはいけない

失敗したときの対応でわかる3つのタイプ

失敗したときの思考には、大きく分けて3つのタイプがあります。1つは「外罰型《がいばつ》」といって、責任の所在を自分以外に求めるタイプです。2つめは「内罰型《ないばつ》」といって、すべての責任は自分にあると考えます。3つめの「無罰型《むばつ》」は、責任の所在を深く追及しないタイプです。

外罰型は、失敗したというストレスを外にぶつけており、自分を責めて悲観的になることはありませんが、周囲からは「なんでも人のせいにする無責任なやつ」と思われかねないので注意が必要です。

誰も責めていない無罰型は、温厚な楽天家といえますが、問題をはぐらかしたり、うやむやにしてしまうところがあります。このような性格は、ストレスはたまりにくいのですが、問題を先送りにしてしまうため、あとで身動きが取れなくなることがあります。

もっともストレスをためやすいのが内罰型です。部下の失敗を自分の指導力不足と考える上司、夫

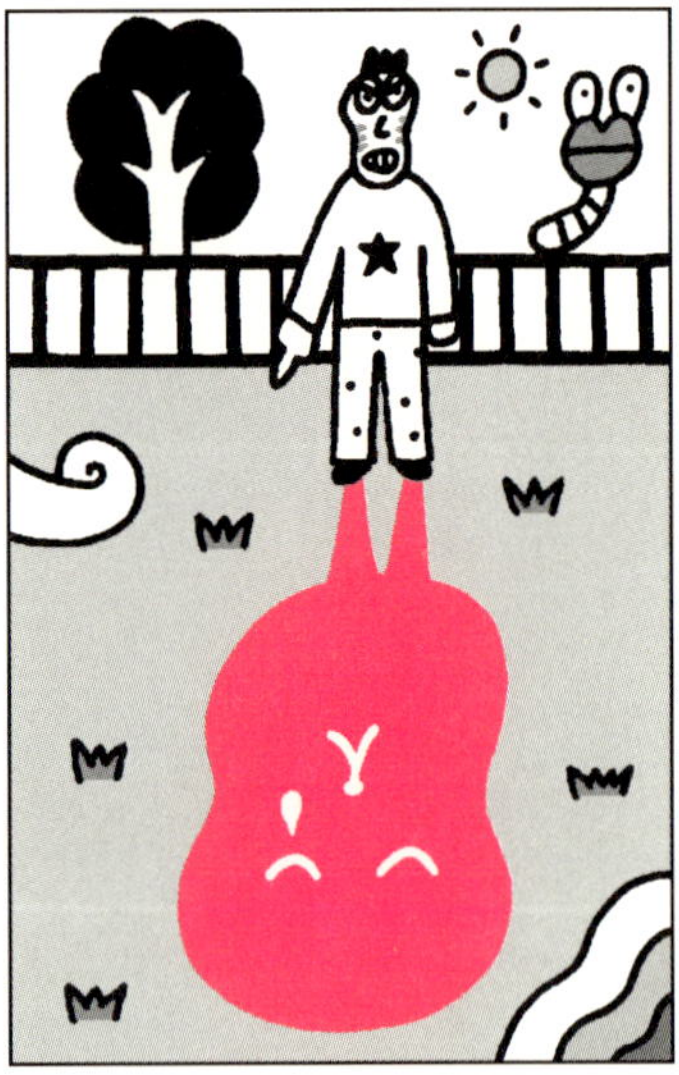

が浮気をするのは自分に魅力がないからだと卑下する妻等々……。内罰型の人は、自分のミスはもちろん、他人のミスまで自分の非にしてしまいがちです。さらに、他人のミスの尻拭いまでやってしまうため、常に責任を押し付けられてしまいます。こうして、「やはり自分が悪いのだ↓だから自分はダメ人間なんだ」という悪循環に陥るのです。

このテストで2点以上だった人は内罰型の傾向があり、4点以上だった人はかなりストレスがたまっていると考えられます。失敗したときは反省も必要ですが、必要以上に自分を責めるのはよくありません。「失敗しても人生すべてが終わるわけじゃない」と、少し楽観的に考えてみましょう。

ときには「言い訳」を用意して心の負担を軽くする

どうしても自分を責めてしまうという人には、「セルフ・ハンディキャップ」といって事前に予防線を張るという手もあります。学生時代、試験前にテレビに見入ってしまったり、大きな大会の前に練習をさぼってしまったという経験はないでしょうか。これは、結果が振るわなかったときのために、あなたは無意識のうちに「テレビを見てしまったから」「あまり練習しなかったから」という言い訳、つまりセルフ・ハンディキャップを用意していたわけです。

同じように、「徹夜で資料をつくったから」「二日酔いだったから」というセルフ・ハンディキャップがあれば、自尊心は傷つかずにすみます。ただし、いつもセルフ・ハンディキャップで言い逃れをしていたのでは、信頼を失いますからご注意を。

Q.7 不吉な予感がしたとき、あなたはどうしますか？

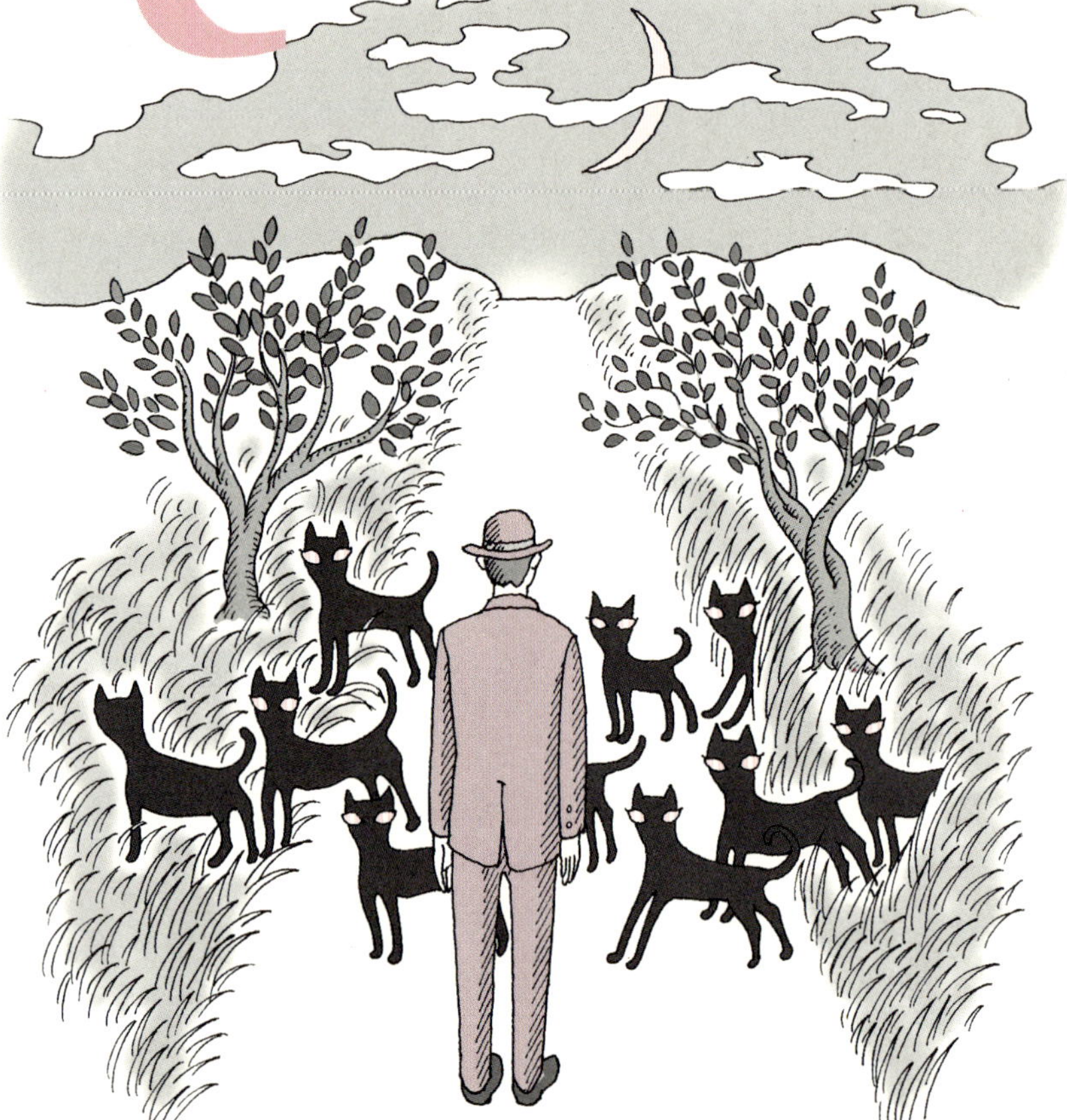

ある日の朝を想像してください。朝のテレビの占いで、今日のあなたの運勢は最悪……。出かけようとして玄関で靴をはこうとしたら、靴ひもが切れました。そのとき、あなたの胸に去来するものは？　3つの選択肢の中から選んでください。

1 形あるものは壊れる。
別に何とも思わない

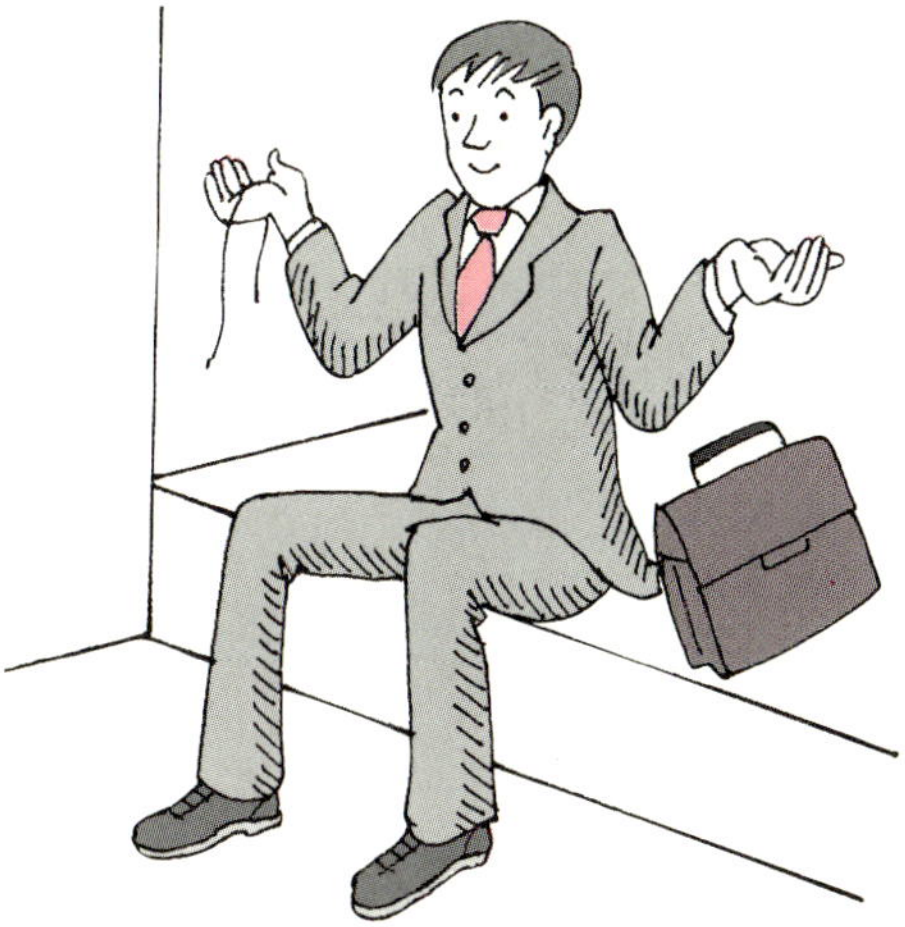

2 今、切れてよかった。
出先で切れたら面倒だ

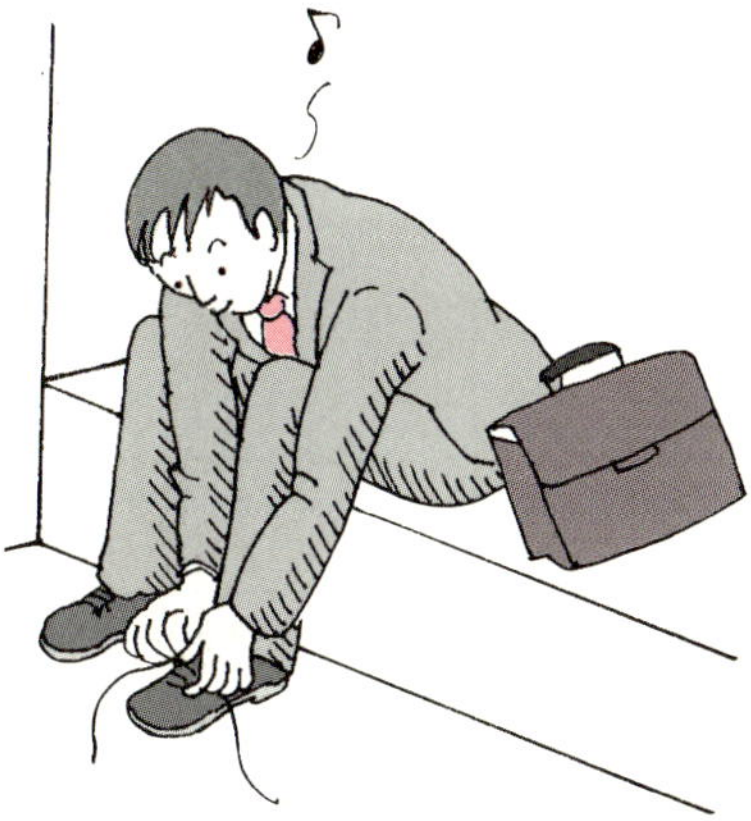

3 出がけに靴ひもが
切れるなんて運が悪い

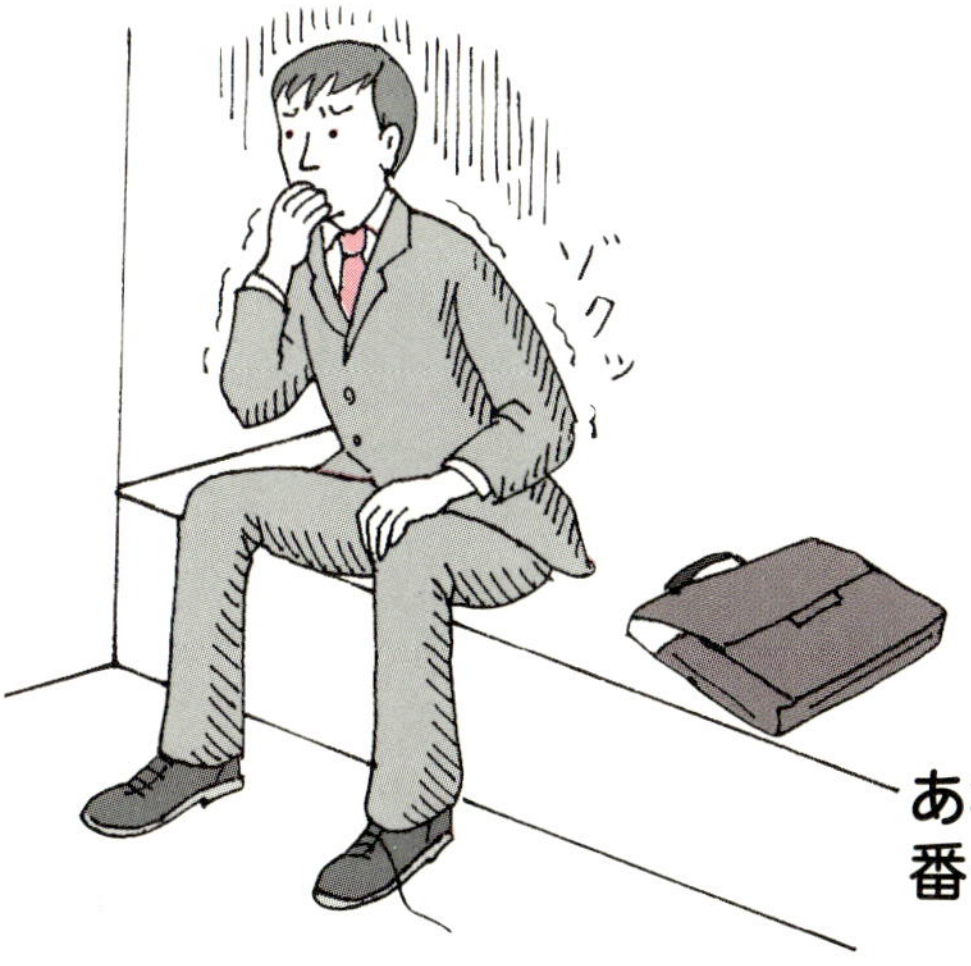

あなたが選んだ
番号は？

Q7 advice

マイナス思考が強い人ほどストレスをためやすい

あなたはプラス思考？　それともマイナス思考？

世の中には、なんでもいい方に考えるプラス思考の人もいれば、なんでも悪い方に考えるマイナス思考の人もいます。「出がけに靴ひもが切れる」という一般的に縁起が悪いとされている出来事を、あなたはどう考えたでしょうか？

縁起が悪いとわかっていても、あえて「よかった」と考えられる人、つまり2を選んだ人はプラス思考といえます。テレビの占いについても、おそらく「いいことは信じるけど、悪いことは自分には起こらない」と、プラスに考えられたはずです。

一方、3を選んだ人はマイナス思考といえます。マイナス思考の人は暗示にかかりやすく、テレビの占いで最悪と出た時点で、すでにマイナス思考のスイッチが入っているのです。その後に靴ひもが切れたのですから、きっと悪いことが起こるに違いないと考え、その日は一日、神経を張りつめて過

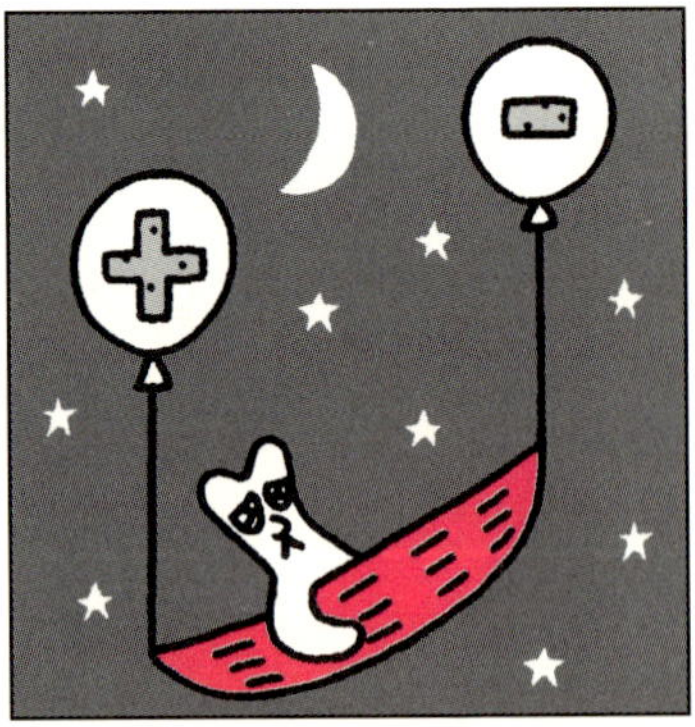

ごすことになります。これは非常に大きなストレスになるでしょう。

また、「妄想性認知《もうそう》」といって、マイナス思考の人ほど情報を悪くとらえる傾向があります。たとえば、混んでいる喫茶店でコーヒーを注文したのに紅茶が出てきたとします。このような場合でも、「忙しいからまちがえたのかな」と好意的に解釈できる人と、「嫌がらせをされているのか?」などと、必要以上に悪く考える人がいます。後者はまさに妄想性認知が強い人で、ちょっとしたことでイライラしたり、落ち込んだりしてしまうので、ストレスはたまる一方です。

プラス思考とマイナス思考、両者のバランスが大事

さて、このように述べると、マイナス思考は悪いことだらけで、いいことは一つもないと、3を選んだ人はますます悪い方へ考えてしまうかもしれません。しかし、マイナス思考にもいいところが、そしてプラス思考にだって落とし穴があるのです。

マイナス思考の人は、警戒心が強く、慎重にことを運ぶので、その分失敗や人にだまされることは少ないといえます。逆に、プラス思考の人はあまり考えずに行動に出てしまうので、軽率な行動をとって失敗したり、暴走して周囲から反感を買うことがあります。

つまり、猪突猛進のプラス思考と石橋を叩いて渡るマイナス思考。両思考のバランスが大切なのです。そう考えると、テストで1を選んだ人が、もっともバランスのとれた思考の持ち主といえるのかもしれません。

Q8. 是が非でも一等賞を取りたいですか？

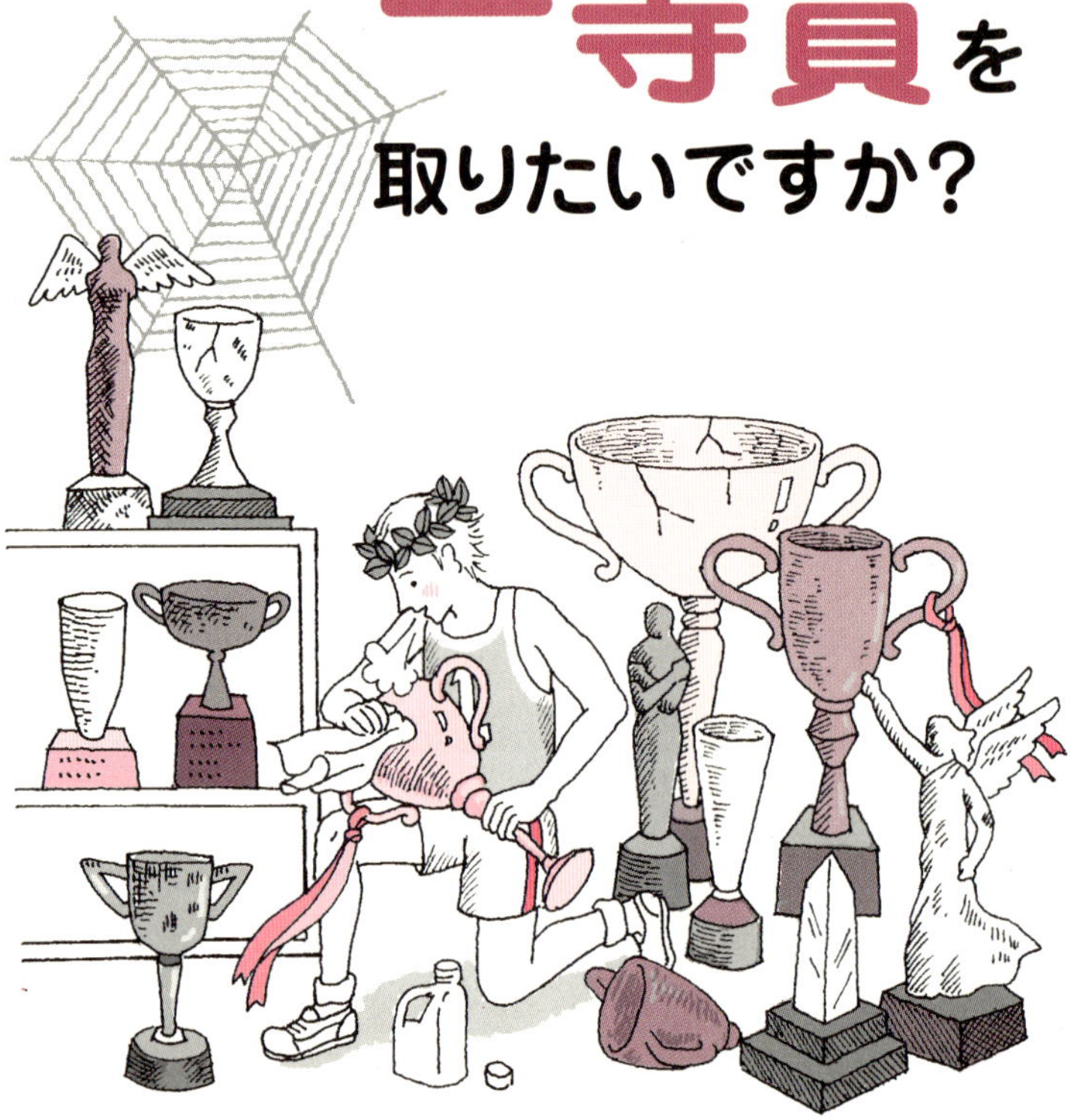

あなたのクセや行動パターンについて質問します。次の各項目について、①よくある、②ときどきある、③あまりない――の中から1つ選んで点数を記入し、最後に合計点を出してください。

質問項目	1	2	3
人が話している途中で、自分の意見を差しはさむ			
つい他人のあら探しをしてしまう			
自分より目下の人、劣っている人に対しては強気に出るが、自分より強い立場の人には媚びへつらう			
必要以上に大声で笑う			
相手の話をじっくり聞かない			
自慢話をする			
人と違うファッション等で、注目を引こうとする			
怒鳴り散らしたり、小言をいう			

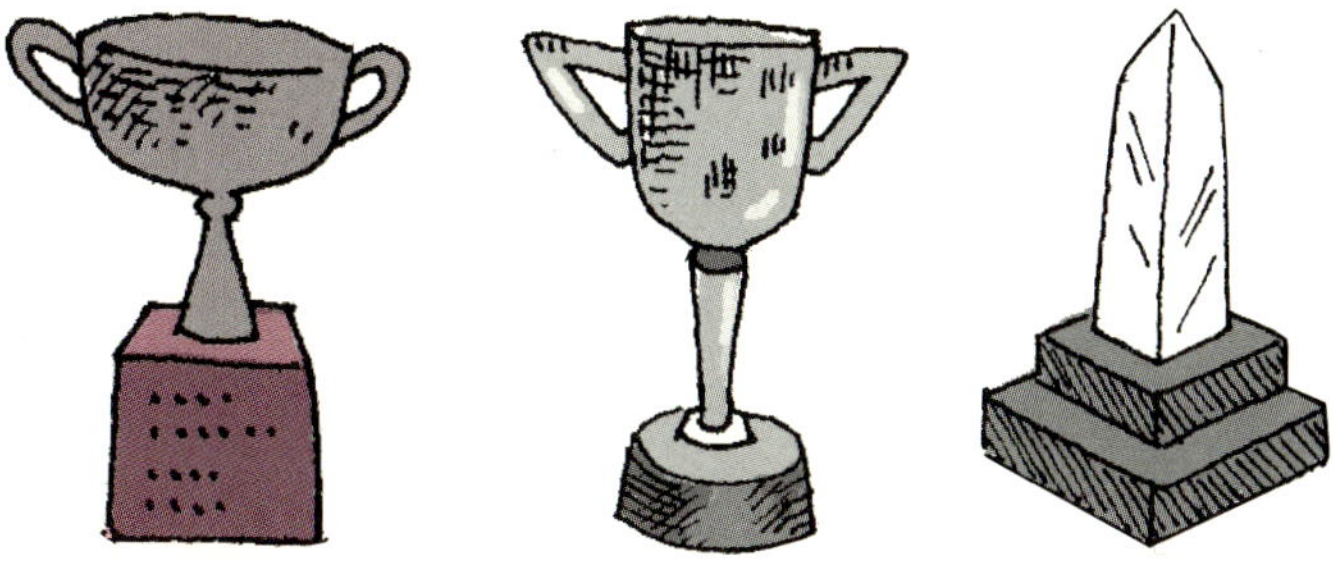

1	よくある	5点
2	ときどきある	3点
3	あまりない	1点

あなたの点数は

点

Q8 advice

誰にでも「コンプレックス」がある

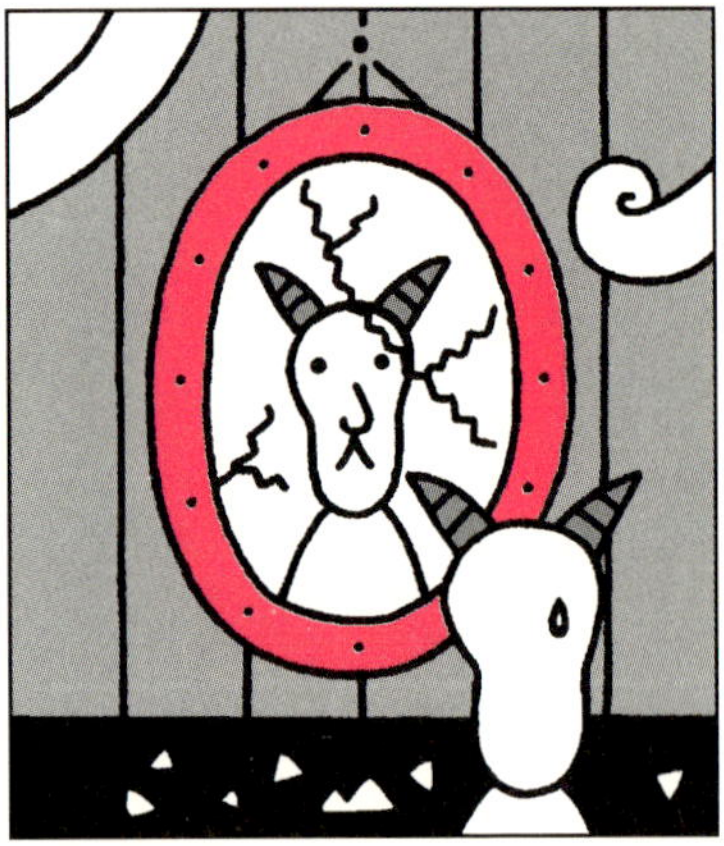

様々な形で表われる「コンプレックス」

「あなたにはコンプレックスがありますか?」そう聞かれて、「ない」と答える人はほとんどいないのではないでしょうか。人間は誰しも何らかのコンプレックスを抱えているといいます。

コンプレックスは直訳すると〝複合体〟という意味ですが、心理学の分野でコンプレックスという言葉を最初に使ったのは心理学者のユングです。何らかの感情と結びついている無意識下の心的内容の集まりを「感情によって色づけされた複合体＝ゲフュールスベトンテル　コンプレックス」といい、その略称として「コンプレックス」という言葉が使われるようになりました。

コンプレックスには様々な形があります。たとえば、ある点が人より劣っていると感じるとき、これをバネに劣等感を克服しようと努力する人がいます。劣等感がなければ、努力することもなかったでしょうから、この場合の劣等感は精神的な成長を推進させる力ギともいえます。しかし、努力もせずに劣等感をごまかしていると、「劣等コンプレックス」を持つようになります。女性にもてないことに劣等感を持つ男性が、自分を磨く努力をする前に、現実から逃避してアニメの中の美少女やグラビアアイドルを追いかけるようになる――。これも劣等コンプレックスの表われといえます。

一方で、劣等コンプレックスの強い人が、それを打ち消そうとして「優越コンプレックス」を持つことがあります。見せかけの優越感を持つことで、自分の劣等感を隠そうとするわけです。

自分の弱点を認めることから始めよう

優越コンプレックスの強い人は、自分の成功を大げさに自慢したり、他人のあらを探したり、都合の悪いことからは目をそらしたりと、自己中心的な言動をとりがちです。また、大物や有名人には媚《こ》びへつらい、自分より立場の弱い人に対して強気に出るという特徴もあります。真の優越感はやる気の源にもなりますが、見せかけだけの優越感は周囲を不快にさせるだけです。

このテストで20点以上だった人は、優越コンプレックスを持つ傾向があります。優越コンプレックスを持っているかどうかは、自分ではなかなか気づきにくいもの。「そんなことはない」という人は、一度じっくり自分の弱点について考えてみてください。

優越コンプレックスから抜け出すには、自分の弱点を受け入れることから始めなければなりません。誰にでも弱点はあります。弱点から逃げるのではなく、弱点を認め、バネにできたとき、人はまた一歩成長できるのです。

Q 9

あなたの「〜ねばならない」は何ですか？

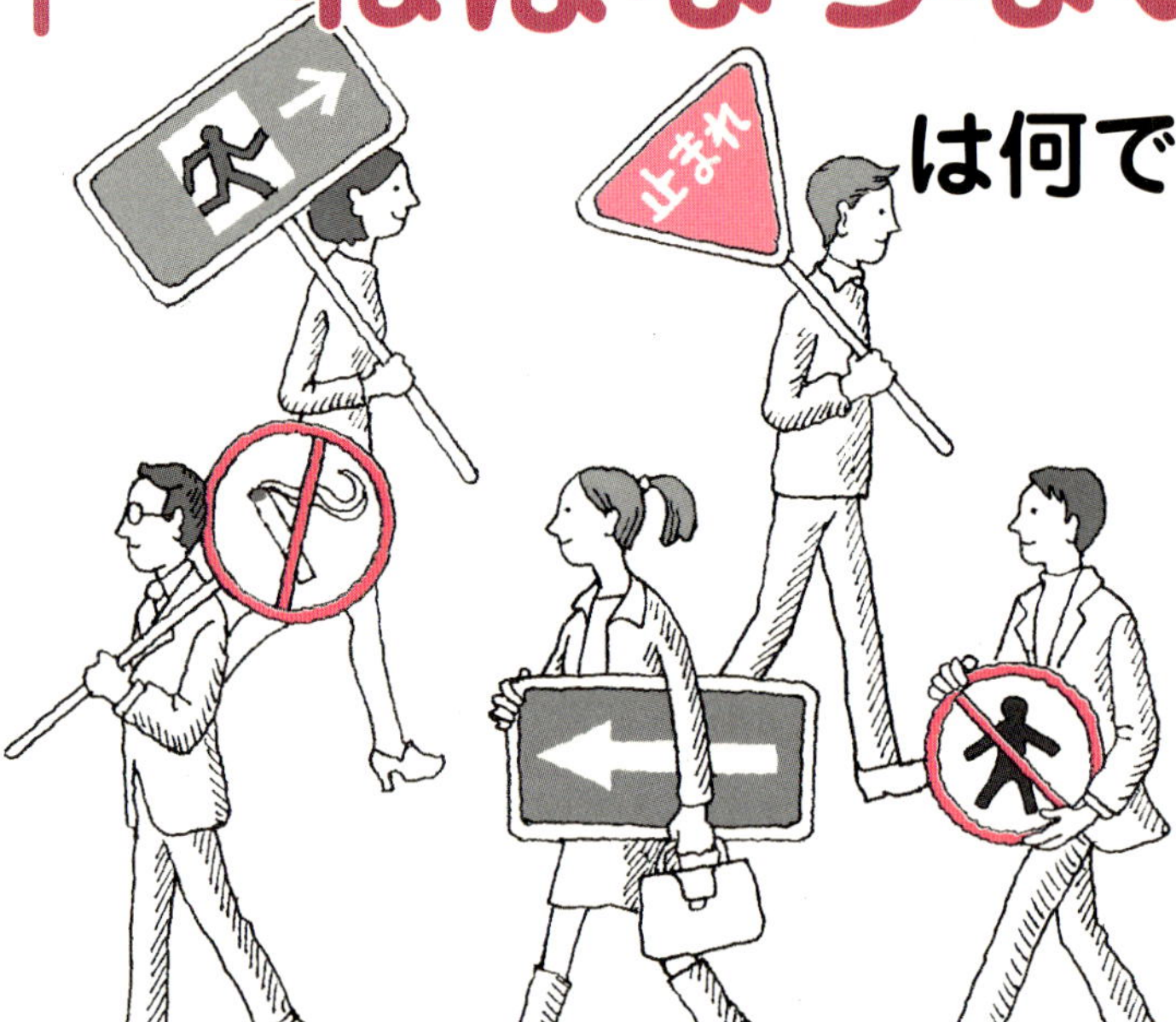

あなたには生活態度や仕事のやり方、人間関係などにおける信念がありますか？　あなたの「こうあらねばならない」「こうあるべきだ」という信念を記入してください。また、その信念について、どれくらい確信しているか（絶対度）を%で表わしてください。

例 1日の睡眠時間は8時間以上でなければならない。

その信念の絶対度

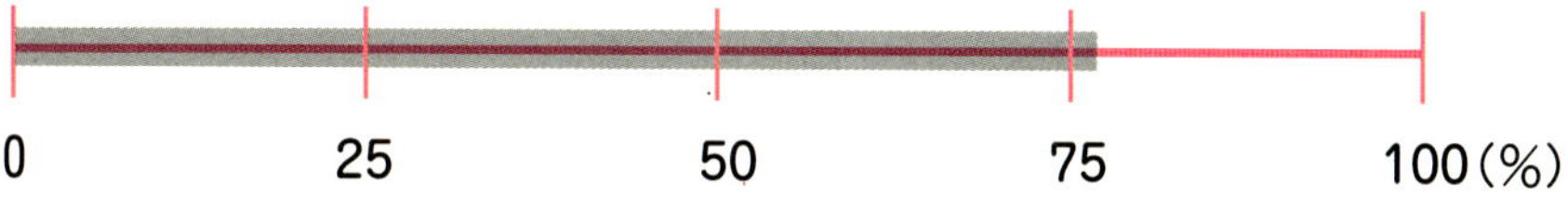

グラフ上にcheck↑

Q あなたが「～ねばならない」「こうあるべきだ」と考えることは？

回答欄（自由回答）

その信念の絶対度

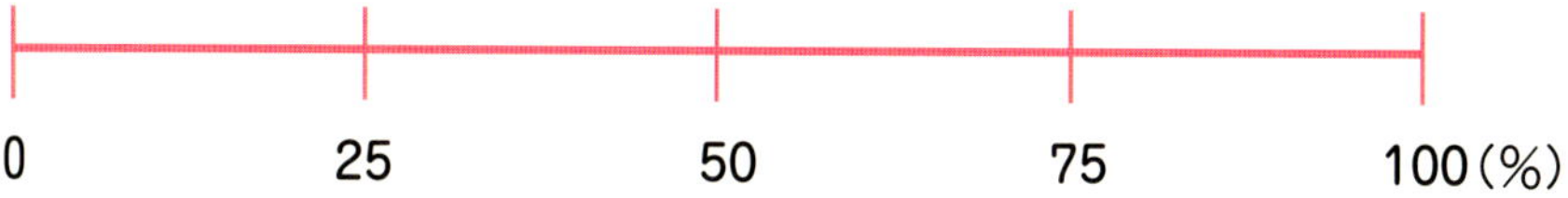

グラフ上にcheck↑

Q9 advice

絶対的な信念が柔軟な思考を奪うこともある

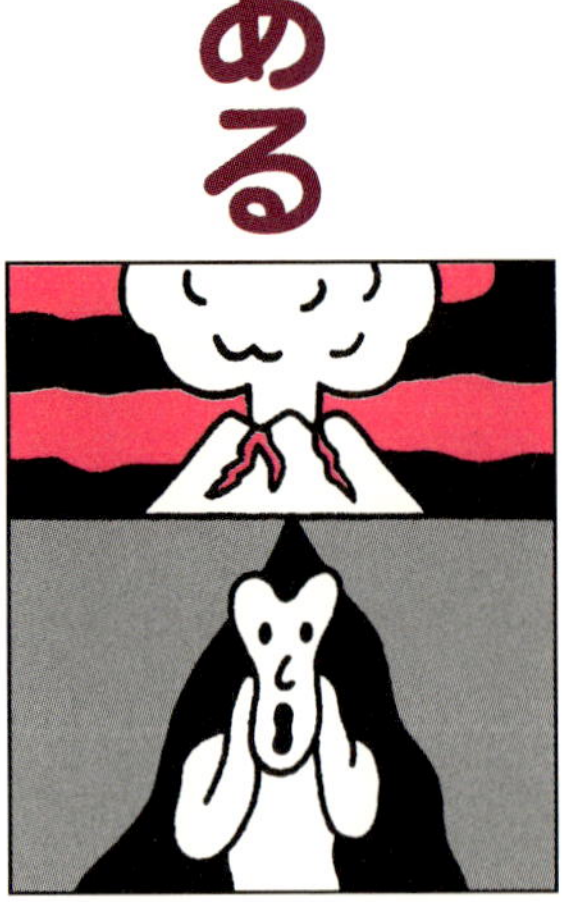

考え方を少し変えれば、道は開けるのに……

わたしたちの心は本来、意識しなくても柔軟で自由な判断をしているものです。しかし、強いストレスにさらされると心の柔軟性が失われ、思考範囲が極端に狭くなることがあります。ある劇場で火事が起きたときの人間の行動を見ると、強いストレスが人間の思考や行動を制限してしまうことがよくわかります。

劇場で火事が起こり、場内に煙が立ち込めてくると、人は外へ逃げ出そうとします。いっせいにドアに殺到するのですが、なぜかこのとき、誰もがドアを押して開けようとするのです。そのドアが内側にしか開かないドアであっても、人々は必死に押し続けます。ちょっと考えれば、引いてみることができるはずなのに、人は動揺しているとひとつの方法に固執してしまい、別の方法を試すことすらできなくなってしまうのです。

これは、心理学の本などで人間の心理を説明するときによく引用される事例なのですが、同じようなことは日常でも起こりがちです。

わたしたちは、自分が正しいと思う方法で物事がうまくいかなかったとき、「自分はまちがっていないはずなのに、なぜ?」と焦《あせ》ります。ここで一度立ち止まって別の方法を考えればいいのですが、焦れば焦るほど、同じ失敗をくり返してしまいます。「このやり方でうまくいかないはずがない」と、最初に選んだ方法に固執してしまうのです。

何か問題が起こったとき、わたしたちは本能的に一番馴染《なじ》みのある方法、あるいは自信のある方法で解決しようとします。しかし、その方法でうまくいかないようなことがあると、自分を全否定されたような気がして、「そんなはずはない」「自分はまちがっていない」と、ますますその方法にこだわるようになります。当然、問題は解決されませんから、やがて自信を失い、気分が落ち込むという悪循環をくり返してしまうのです。

自分なりの信念を持つことは大事ですが、その信念が心を固くし、柔軟な思考の邪魔をしていることがあります。

あなたはひとつの方法にこだわりすぎて、がんじがらめになってはいないでしょうか。このテストで、あなたの信念の絶対度が75%以上だった人は、ひとつの方法に固執する傾向があるといえます。「何をやってもうまくいかない」と感じたときは、あなたの「〜ねばならない」を考えてみましょう。「押してもダメなら、引いてみる」です。考え方を少し変えるだけで、心はずいぶんと軽くなるものです。

Q. 10

あなたは どちらの 部屋を選びますか?

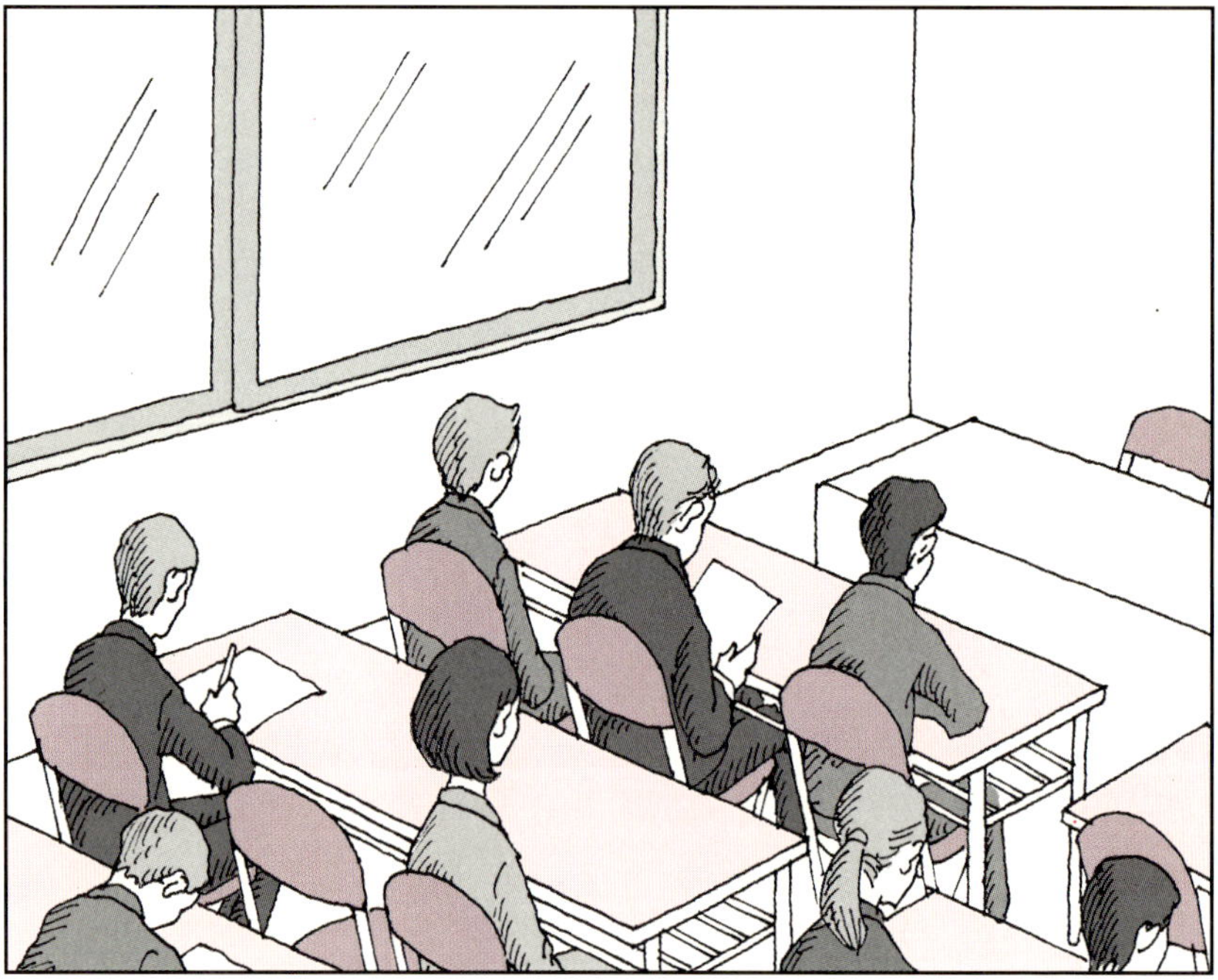

Aの部屋

他にも面接を受ける人がたくさんいる

今、あなたは昇進試験を受けています。すでに筆記試験を終え、残すは取締役による面接のみ。面接会場へ行くと、係の人から「AかBの部屋いずれかで待っていてください」と言われました。あなたはA、Bどちらの部屋で待ちますか？

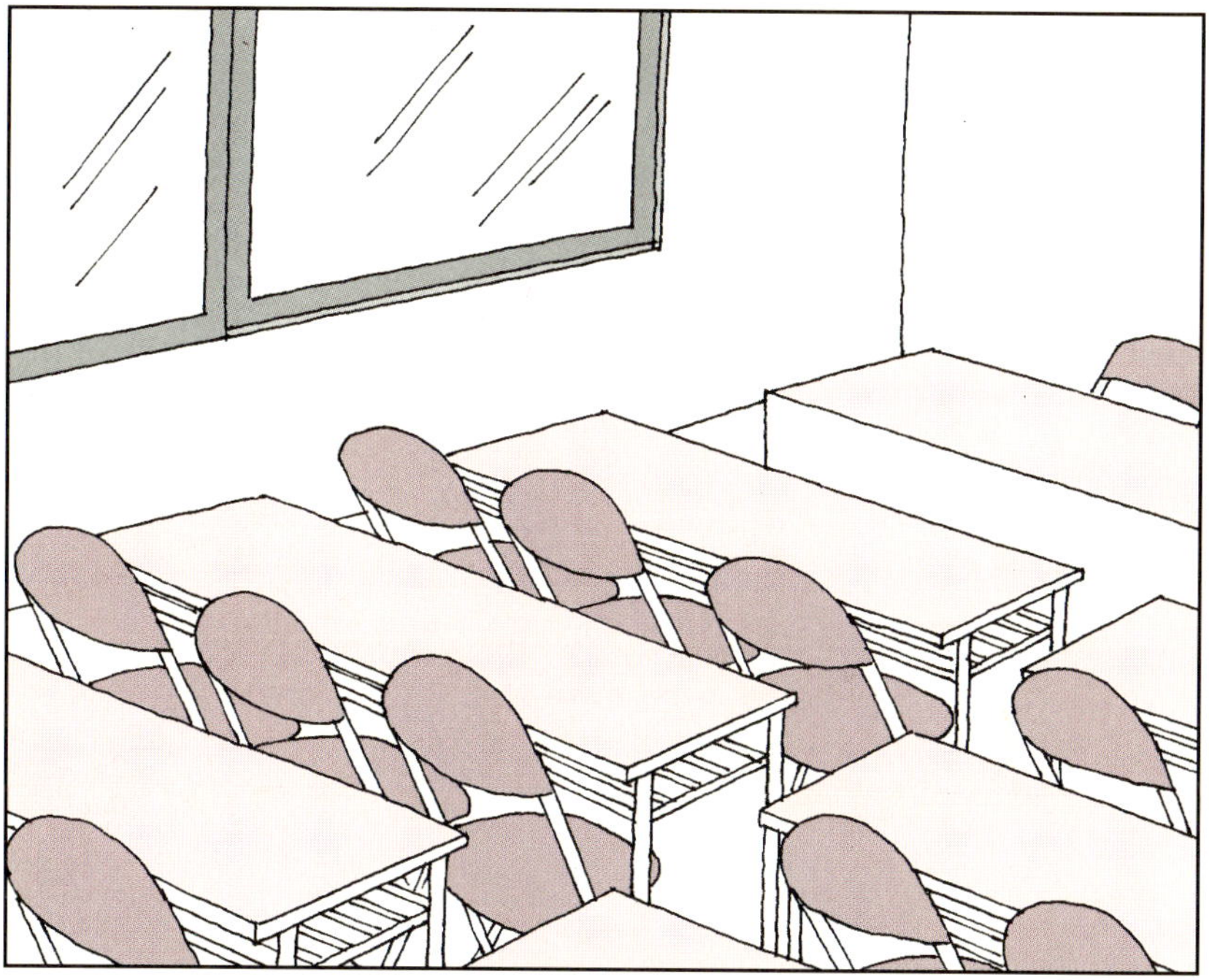

Bの部屋

誰もいない

あなたが
選んだ部屋は…

Q10 advice

つらい気持ちをひとりで抱え込まないで

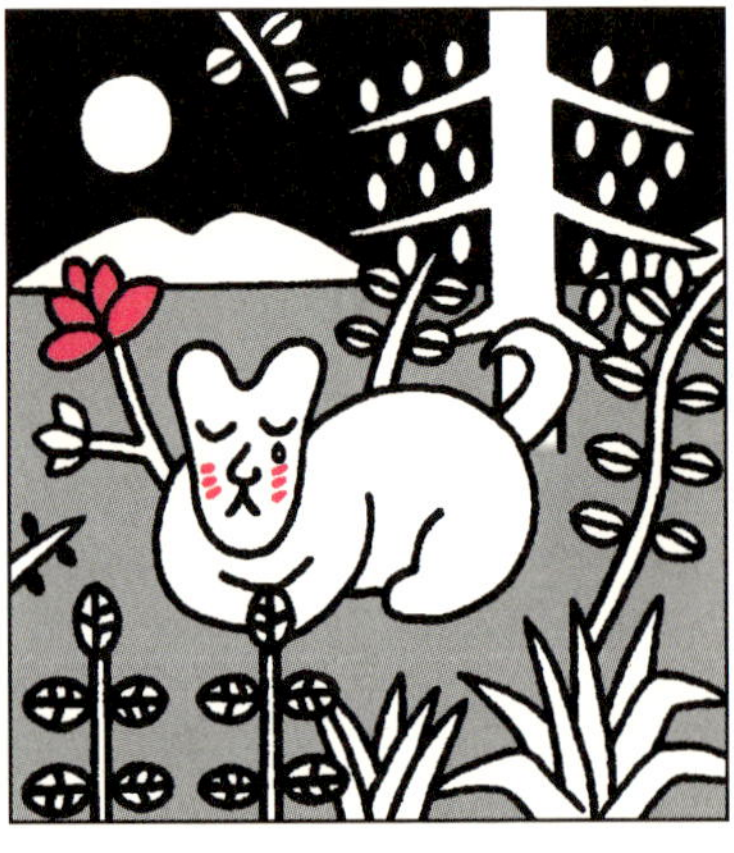

仲間と不安をシェアしたいと思うのは自然な行動

「人はひとりでは生きて行けない」などとよくいわれますが、わたしたちは色々な人と親しくなったり、関わりを持ちながら暮らしています。とくに極度の不安や緊張を感じるときは、誰かにそばにいて欲しいという思いが高まるものです。

このように、人が人を求める心理を「親和《しんわ》欲求」といいます。本テストのようなこれから昇進試験で取締役面接を受けるという状況は、まさに親和欲求が高まる状況といえます。

人はつらいことや困ったことがあると、同じ体験をした人や同じ境遇にある人と一緒にいたがる傾向があります。Aを選んだ人は、今の自分に共感してくれる人、あるいはより深く理解してくれる人、すなわち不安をシェアできる仲間を求めているわけです。これは人として、ごく自然な行動といえるでしょう。

また、本テストのような状況では、一緒にいる人たちを見ることで、現在の自分の状態を客観的に見たいという心理も働きます。Aの部屋には、同じように面接の順番を待つ人がたくさんいます。その中でも、人は無意識のうちに自分と似たような人を比較の対象として選ぶ傾向があります。その人に注目することで、自分のあやふやな精神状態を確かめようとしているのです。これは、落ち着きを取り戻すためのひとつの手段といえます。

一方、ひとりでいることを望むというのは、非常に強い不安や緊張を感じたときによくみられる反応です。

一九六三年にアメリカのケネディ大統領が暗殺されるという事件がありましたが、この数日後に行なわれた世論調査で、「事件を知ったとき、あなたはどう思ったか」という親和欲求についての質問がなされました。この質問に対して、54%の人は「他の人と話をしたいと思った」と答えたといいます。しかし、40%の人は「ひとりでいたかった」と答えたのです。

ひとりでいたいと答えた人の多くは、ケネディ大統領に対して強い賞賛《しょうさん》の気持ちを持っており、受けた衝撃も大きかったと考えられます。人は体験する悲しみがあまりにも強いと、その気持ちを他人に見せることをためらうことがあるのです。

本テストでBを選んだ人は感受性が強く、心の動揺を他人に悟られまいと常に神経を張りつめている人なのかもしれません。しかし、そのことが周囲の状況を見えにくくすることもあります。つらいときに、つらい気持ちを誰かと共有したいと思うのは自然なことです。不安や緊張に押しつぶされそうになったときは、肩ひじ張らずに、他の誰かと不安をシェアするのも自己防衛のひとつです。

Q.11 こんなとき、あなただったら どんな言葉を返しますか？

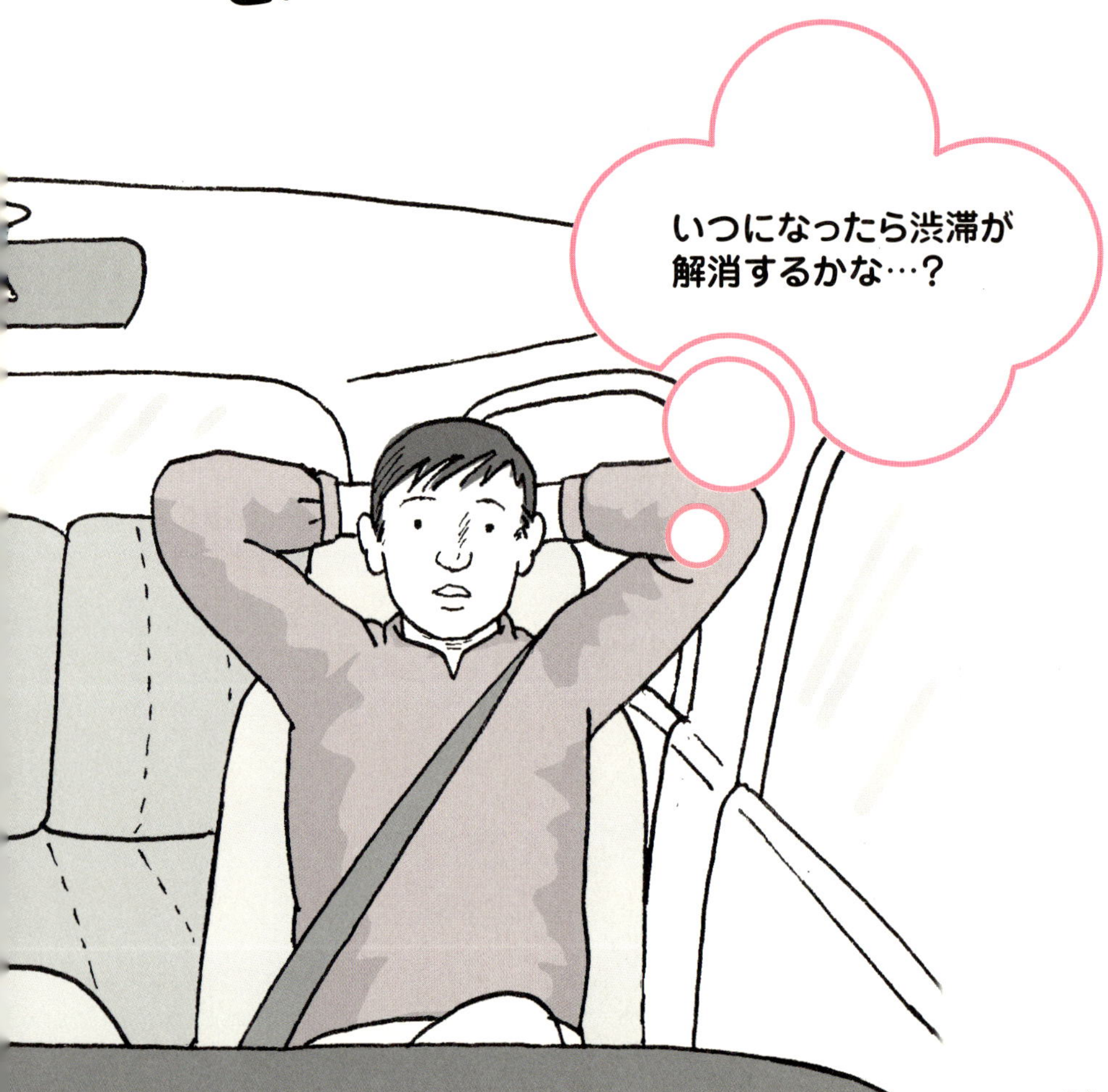

週末、あなたは友人のAさんとドライブをすることになりました。ドライブの帰り道、渋滞に巻き込まれたあなたとAさん。Aさんが「抜け道を知っている」というので、Aさんの案内で車を走らせることになりました。ところが、抜け道でも渋滞が起きており、さらに運の悪いことにガソリンもなくなってきました。「いつになったら渋滞が解消するかな…？」と言うAさんに、あなたなら何と返事をしますか？　下のイラストの空欄に書き込んでください。

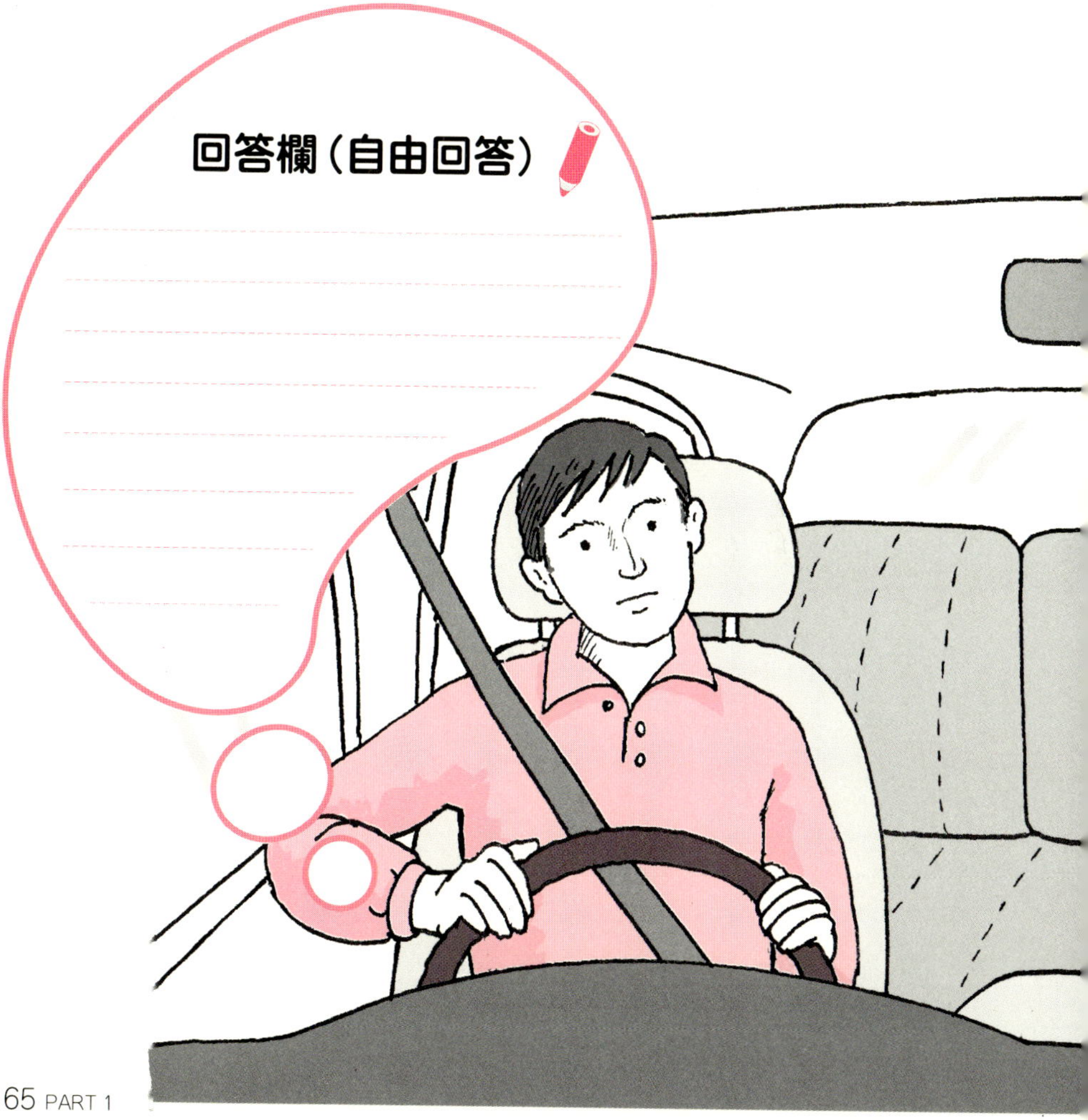

Q11 advice

フラストレーションに強くなろう

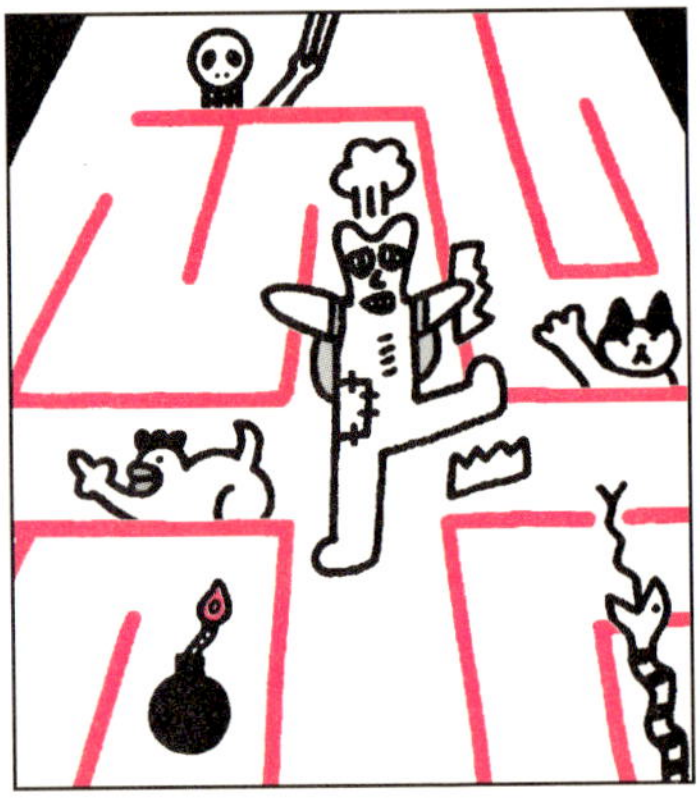

窮地《きゅうち》に陥ったときに分かれる3つのタイプ

人はある欲求が満たされないと、イライラした気持ちになります。このような状態を「フラストレーション」といい、フラストレーションが生じたときの対応の仕方には、その人の性格がよく表われるものです。そして、その対応の仕方によっては、大きなストレスを抱えることになるので注意が必要です。

自分が失敗したときの思考タイプには、「内罰型」「外罰型」「無罰型」の3タイプがあるという話を先にもしましたが（46ページ）、フラストレーションへの対応の仕方も、この3タイプに当てはめて考えることができます。

「ガソリンを満タンにしておけばよかった」「地図を用意しておくべきだった」など、フラストレーションの原因が自分にあると考えるのは内罰型です。一見、思いやりのある応答のようにも見えますが、実際は言い争いになるのを避けているだけで、自分を無理やり抑えているのかもしれません。これでは、フラストレーションをうまく解消できているとはいえず、ストレスはたまる一方です。もっと自分を主張して、トラブルを乗り越える術を身につけたいものです。

「君が抜け道を知っているなんていうから、こんな目に合うんだ!」「まったく、みんな幹線道路を使えよな!」など、自分以外の人を責める内容を書いた人は外罰型です。イライラを外に向けて発散しているので、自分のフラストレーションは解消されるかもしれませんが、これでは、「自分勝手な奴だ」とあなたが友人のフラストレーションの原因になりかねません。よりよい人間関係を築くためにも、自分の言い分が正しいかどうか、口や態度に出す前にチェックするようにしたいものです。

「なあに、急ぐことはないよ」「渋滞はそのうち解消するよ」「なるようになるさ」など、フラストレーションの原因を追及しないのは無罰型です。このテストのような状況で、心の底からそう思える人は、もっともフラストレーションに強いタイプといえます。しかし、実は攻撃心を無理に抑えているのだとしたら、いつフラストレーションが爆発するかわかりません。自分をだまして無罰型に徹するのは考えものです。

あなたはどのタイプだったでしょうか。フラストレーションに陥ったときは、動揺せず、冷静かつ合理的に解決できる人こそが、フラストレーションに対する我慢強さ、すなわち「フラストレーション耐性」の高い人です。フラストレーション耐性は、反論や言い合いなど、小さなフラストレーションを何度も体験し、解決していくことで高められるといいます。本テストのような状況では、自分を主張することと抑えることのバランスが大事といえるのです。

Q.12

500円玉と同じ大きさの円はどれ？

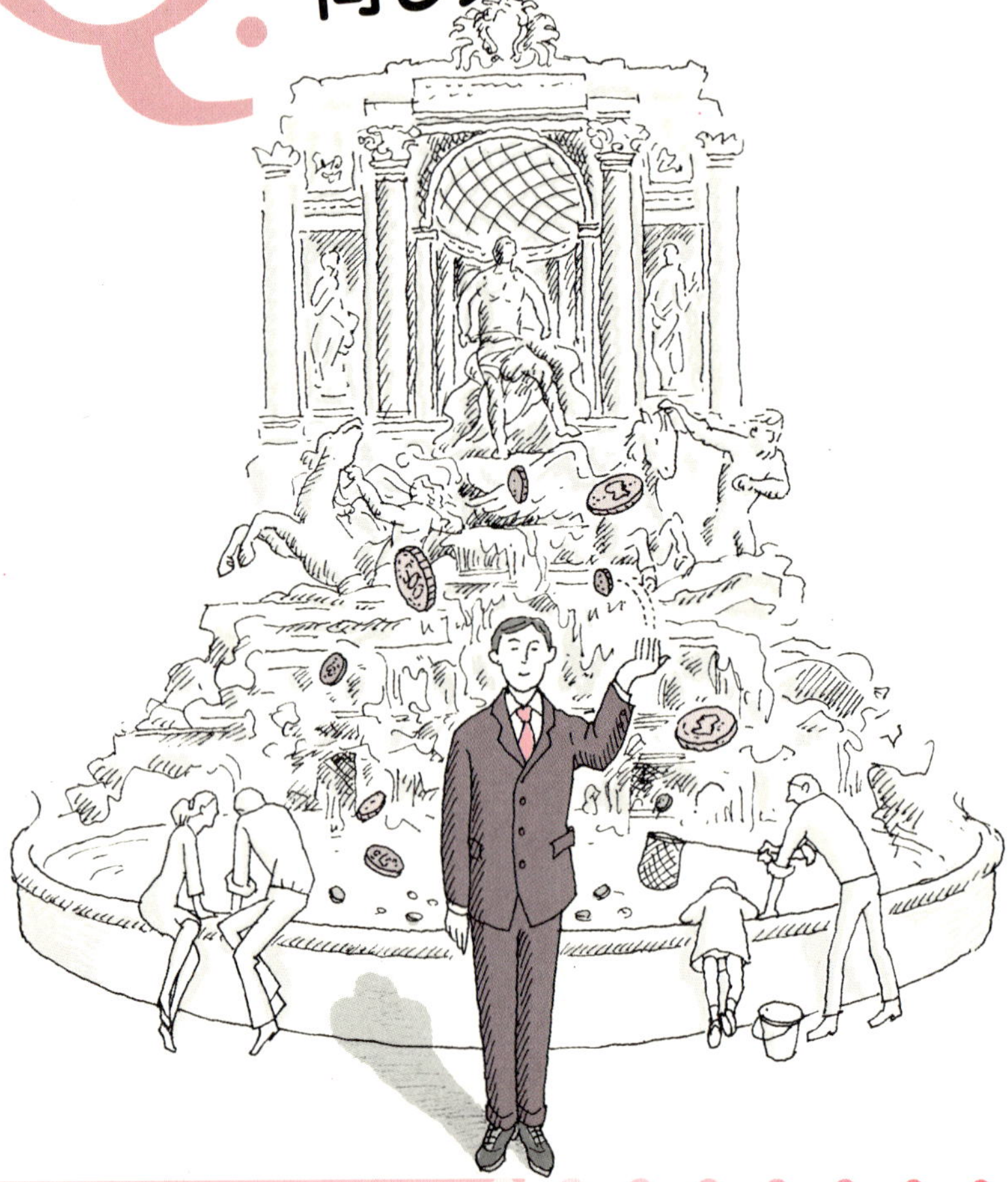

「以下の3つの円の中にひとつ、500円玉と同じ大きさの円があります。それはどれですか?」という問題が出されました。Aの円を選んだ人は5名、Bの円を選んだ人は0名、Cの円を選んだ人は2名います。あなたはどの円を選びますか?

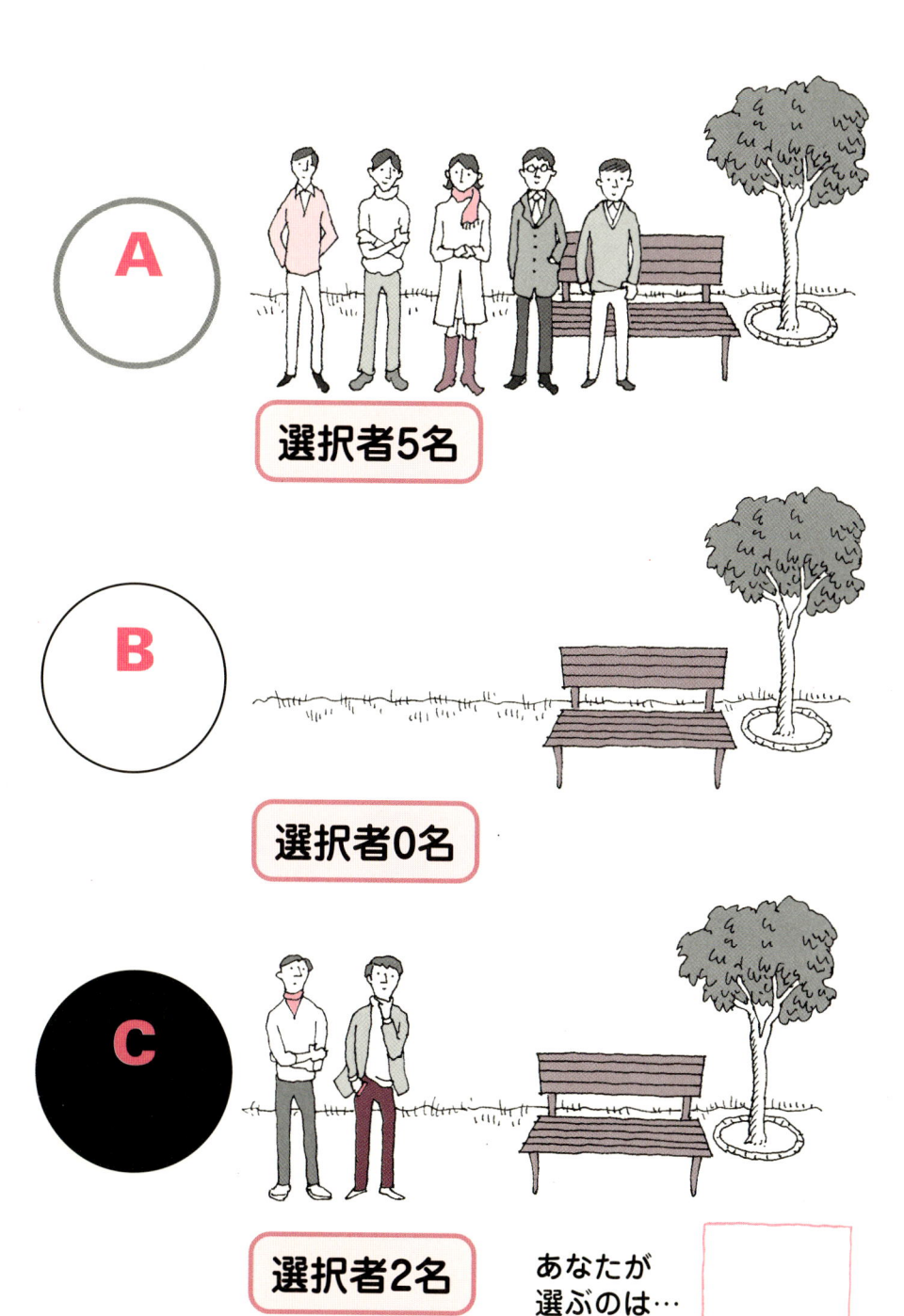

選択者5名

選択者0名

選択者2名

あなたが
選ぶのは…

Q12 advice

同調と自己主張はバランスよく

他人の意見に流されやすい人は、ストレスをため込みやすい

このテストの正解からいうと、500円玉と同じ大きさの円はBです。あなたはどの円を選んだでしょうか？

実は、このテストは正解を当てることが目的ではなく、あなたの同調性、つまりあなたが人の意見に流されやすいかどうかを見たかったのです。

アメリカの心理学者アッシュは、「同調行動」を調べるために次のような実験を行ないました。紙に書かれた1本の線を数人の被験者に見せ、その後、3本の線の中から最初に見せたものと同じ長さの線を選ばせるという実験です。

ただ、この実験の被験者は実は1人で、あとの数人は全員がいわゆるサクラでした。サクラはそろって不正解の線を選ぶのですが、すると本物の被験者は自分の意見を曲げて、サクラたちの意見に同

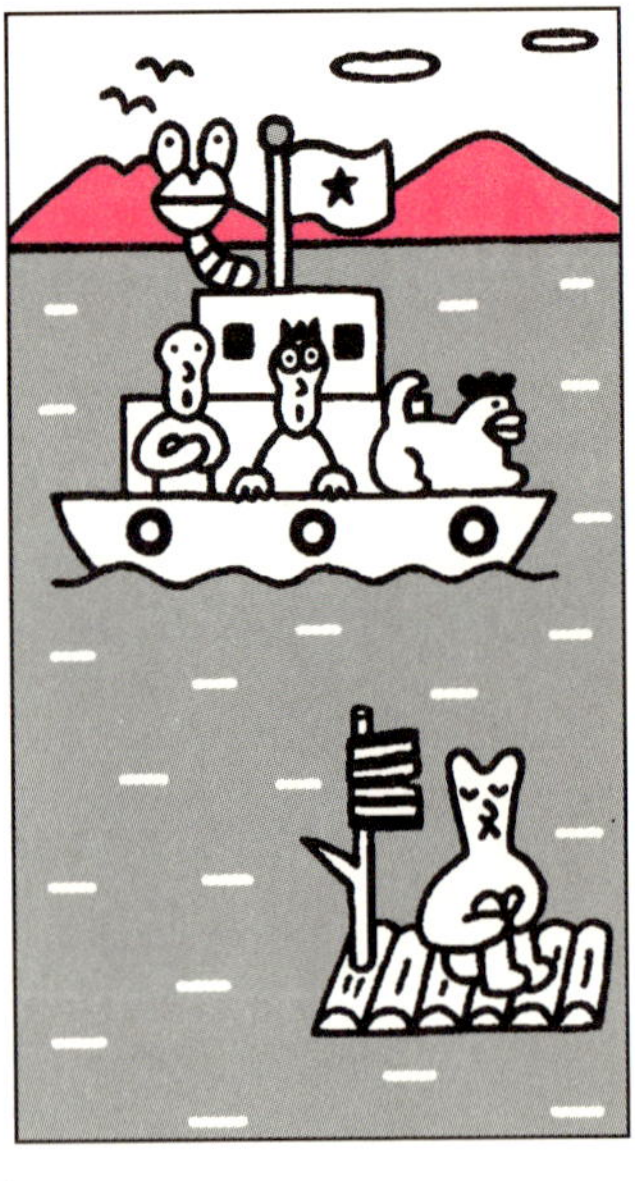

調するのです。

本テストでは線を円に置き換えていますが、あなたがどの円を選んだかによって、あなたの同調性がわかります。

まず、Bの円を選んだ人は、冷静な判断力を持った非同調行動タイプです。自分の価値観や能力に自信があり、他人の意見に左右されることなく行動しているので、ストレスもたまりにくいといえます。ただ、自己主張の強い人は、ときに相手の気持ちを無視して突き進むことがあります。相手の気持ちを尊重して行動することを心がけましょう。

次に、Cの円を選んだ人は、やや人の意見に流されやすいところがあります。人間関係のバランスを考えて行動しているとも考えられますが、自己主張するところはして、ストレスをためないよう注意してください。

みんなが選んだからという理由でAを選んだ人は、まさに同調行動タイプです。集団から孤立するのを恐れ、常に周囲の顔色をうかがっていませんか？　あまりに自己主張が苦手な人は、ストレスをため込みやすいので注意が必要です。

同調行動は、相手の立場が自分よりも上であるときによく見られます。サラリーマンなどは、ときには自分を殺して上司や会社の意見に同調することも必要でしょうが、同調行動に慣れてしまうのは考えものです。他人の意見に流されてばかりいると、依存心がどんどん強くなり、困難にぶつかったときに自分で解決方法を見出せなくなるからです。

同調すべきときと自己主張すべきとき。バランスを考えて行動できるようにしたいものです。

Q.13 突然のアクシデント、どう切り抜けますか？

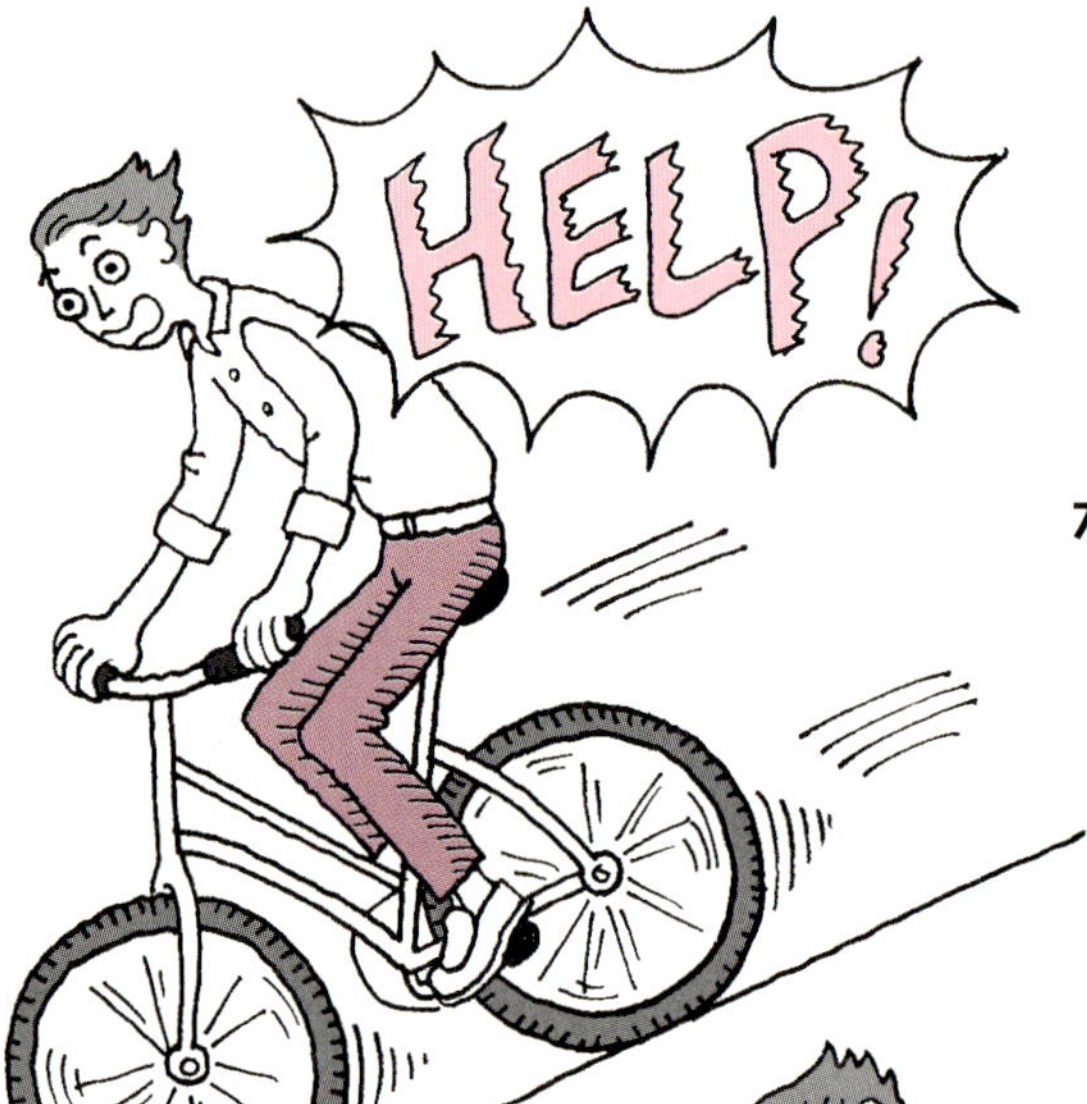

1 大声を出して助けを求める

2 そのまま下る

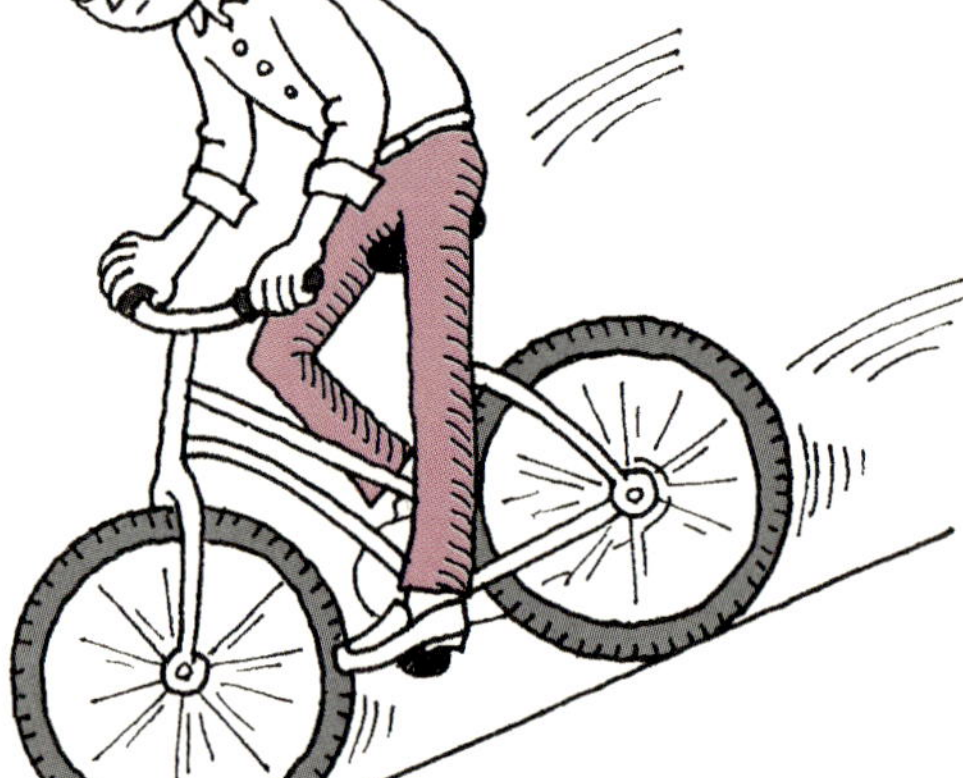

あなたが自転車に乗って走っているところを想像してください。さて、急な坂道を下っている途中で、ブレーキが効かないことに気がつきました。あなたならどうしますか？　4つの選択肢からあなたがとるであろう行動を選び、回答欄に記入してください。

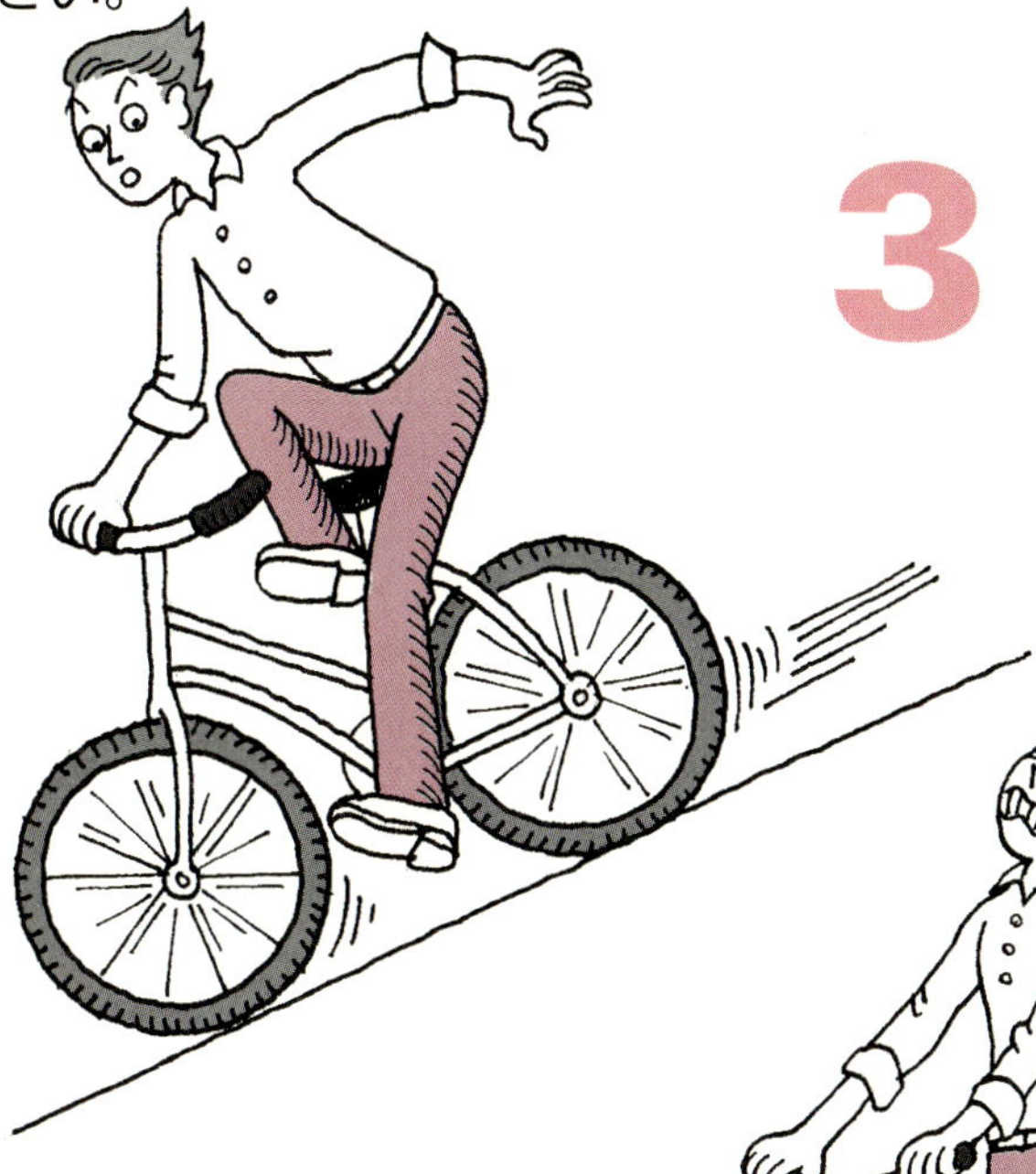

3　自転車から飛び下りる

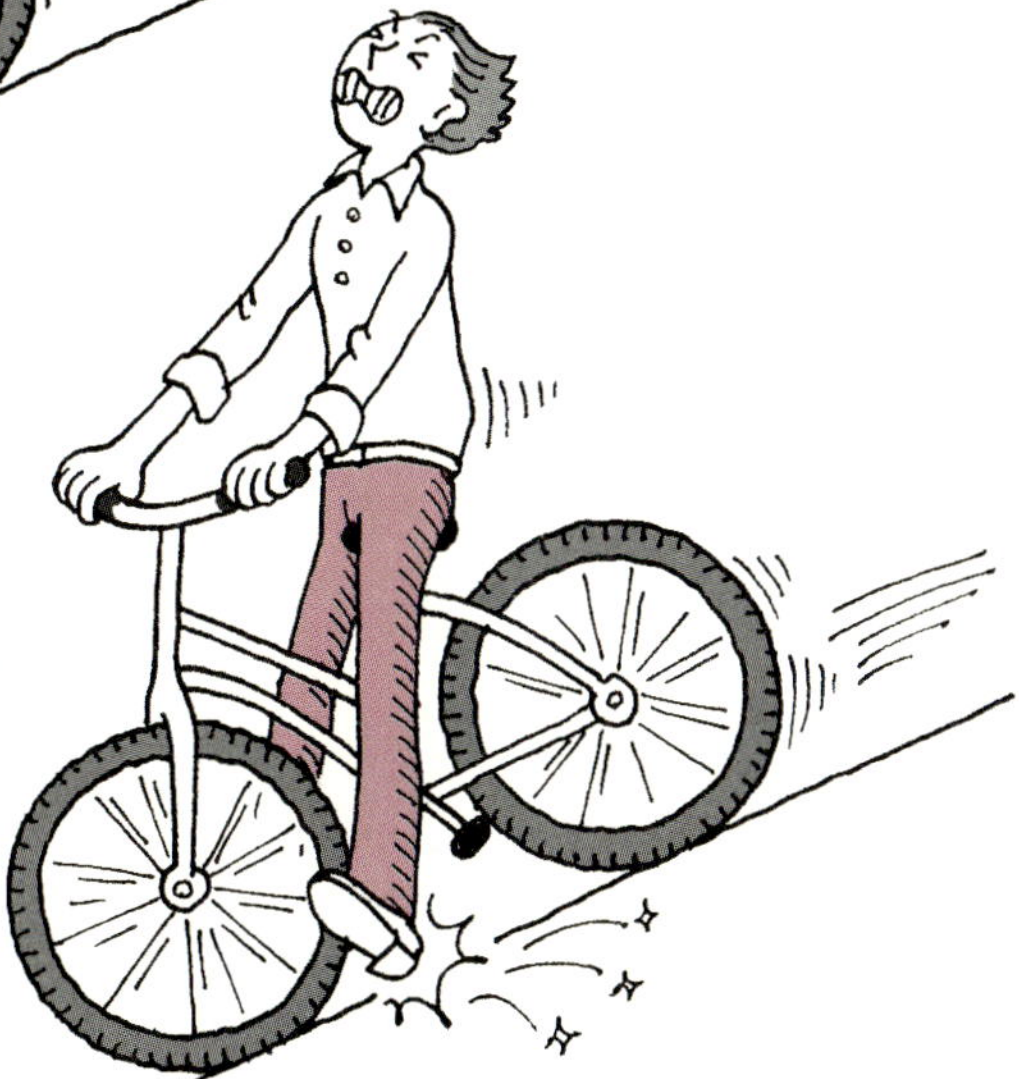

4　足を地につけ、
ブレーキ代わりとする

あなたが選んだ
行動は…

Q13 advice

慢性的なストレスは やる気を奪う

「コントロール感覚」を強く持とう

人は強いストレスに長時間さらされると、自分のしていることに意味を見出すことができなくなり、無気力になることがあります。これは、やる気のスイッチが入らなくなった状態、すなわちコントロール感覚が欠如した状態です。

心理学者のセリングマンは、「何をやっても無駄だとわかると、動物は何もしなくなる」という学習性無力感を、犬を使った実験で証明しました。実験では、まず犬に電気ショックを与えます。このとき、〝鼻でスイッチを押せば電流を止めることができる群〟と、〝何をしても電流を止めることのできない群〟に分けて経過を観察します。電流が流れると、犬は何とかしてその状況から逃れようとします。電流を止めることができる群の犬たちは、鼻でスイッチを押すと電流が止まることを次第に学習していきます。しかし、電流を止めることができない群の犬たちは、どうしても電気ショックの苦痛から

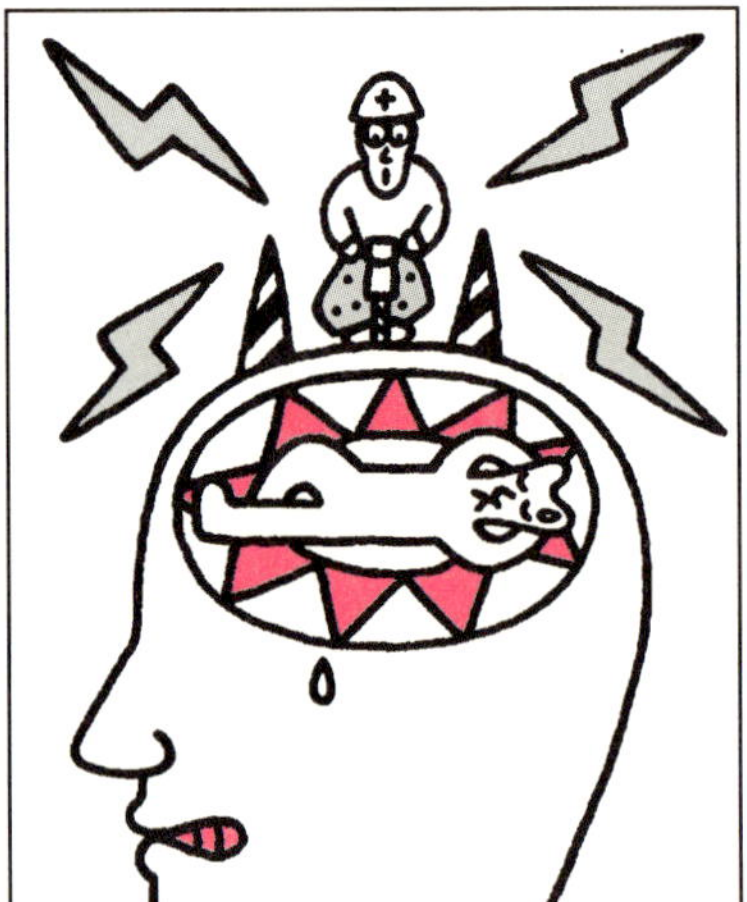

逃れられないので、何をしても無駄だということを学習したことになります。

次に、これらの犬たちを低い柵で囲まれた場所に置き、床に電流を流します。このとき、鼻でスイッチを押すことを学習していた犬たちは、柵を飛び越えて外に出るという逃げ方をマスターするのですが、何をしても無駄だということを学習した犬たちは、逃げることをせず、ただ苦痛に耐えることしかできなかったのです。

人間も自分の力でコントロールできない状況に長く置かれると、実験の犬たちのように、次第に無気力になってきます。本テストでは、突然のアクシデントへの対処の仕方から、あなたのコントロール感覚の強さを測ることができます。

3または4を選んだ人は、自力でアクシデントを回避しようとしており、コントロール感覚は比較的強いといえます。なかでも危険を承知で飛び下りることを選んだ人はチャレンジ精神が旺盛、足をブレーキ代わりにすることを選んだ人は安定志向型といえるでしょう。

1の他人に助けを求めるという方法は、自力でのコントロールをあきらめてはいるものの、何とかしてアクシデントを回避したいという意思は感じられます。決して逆境に強いタイプとはいえませんが、コントロール感覚はかろうじて残っています。

2のそのまま下るというのは、もっとも消極的な行動です。「人生なんて自分でコントロールできるものではない。すべては運まかせ」といった姿勢が見て取れます。2を選んだ人は、慢性的にストレスがたまっており、無気力になっているのかもしれません。自分が達成したことを常に確認するようにして、コントロール感覚を取り戻す必要があります。

Q.14 この3人の中であなたが苦手なタイプは誰？

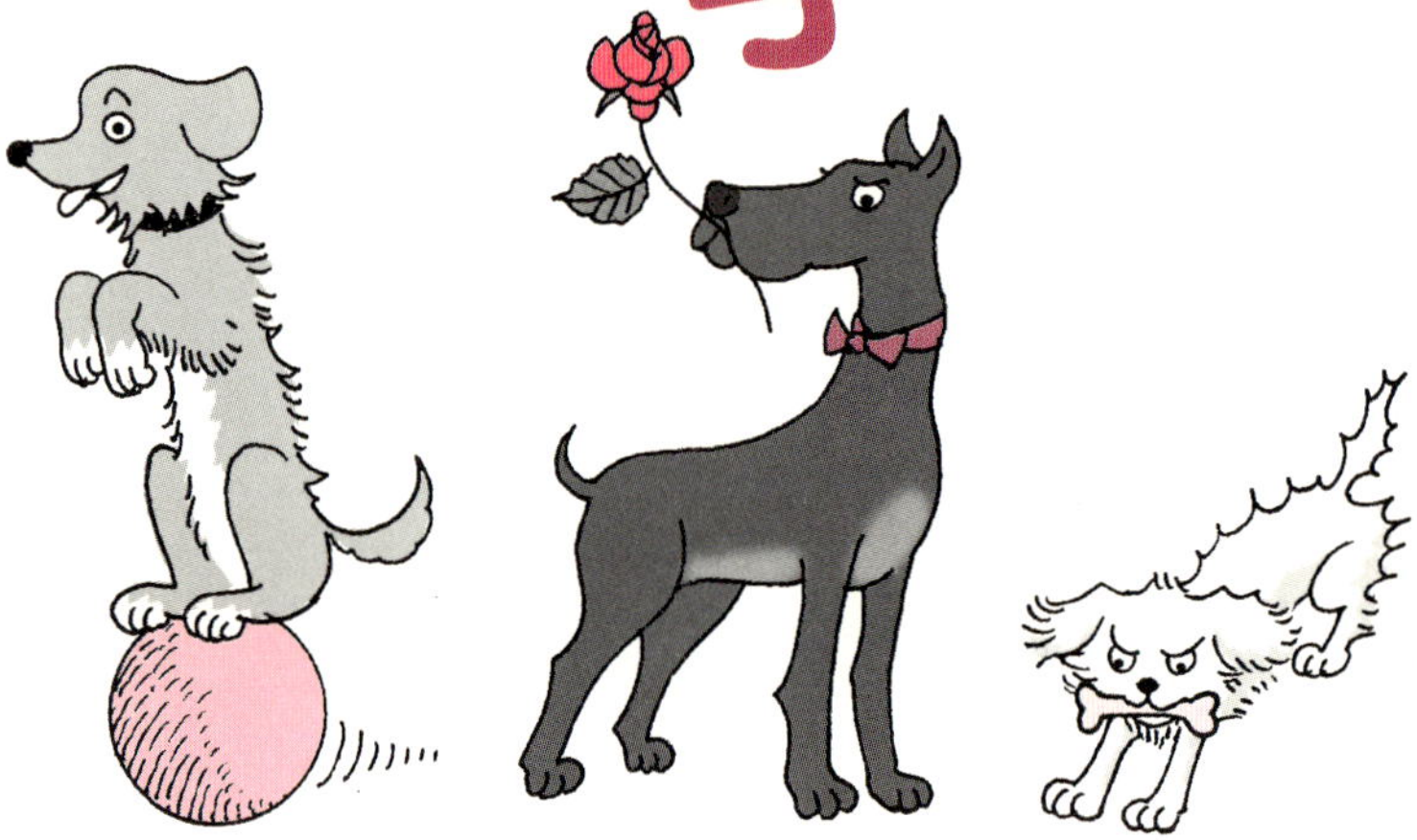

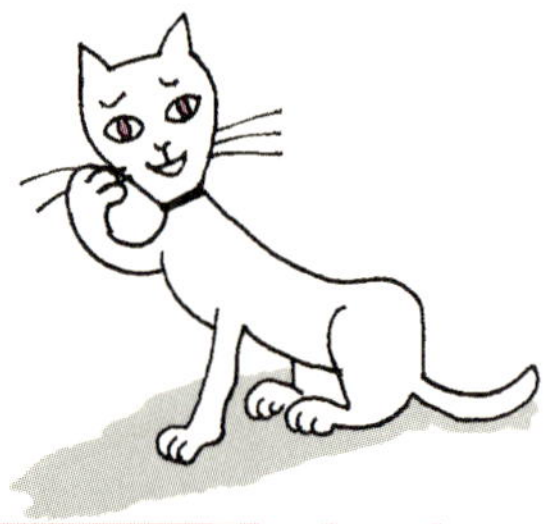

左ページの3人の男性のイラストと自己ＰＲ文を30秒間眺めてください。30秒たったらページを伏せます。3人の中で第一印象が悪かった人（複数回答も可）に×をつけてください。

Aさん

明るく人当たりのいいスポーツマン。
誠実で知的。冷静に物事を考える。
頑固で嫉妬深い一面もある。

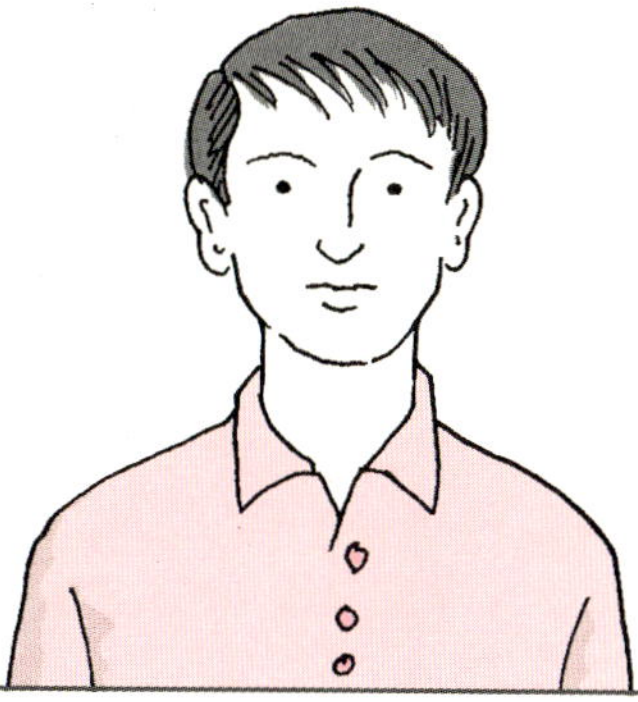

Bさん

頑固で、嫉妬深いところがあるが、誠実かつ知的で物事を冷静に考える。
明るく人当たりのいいスポーツマン。

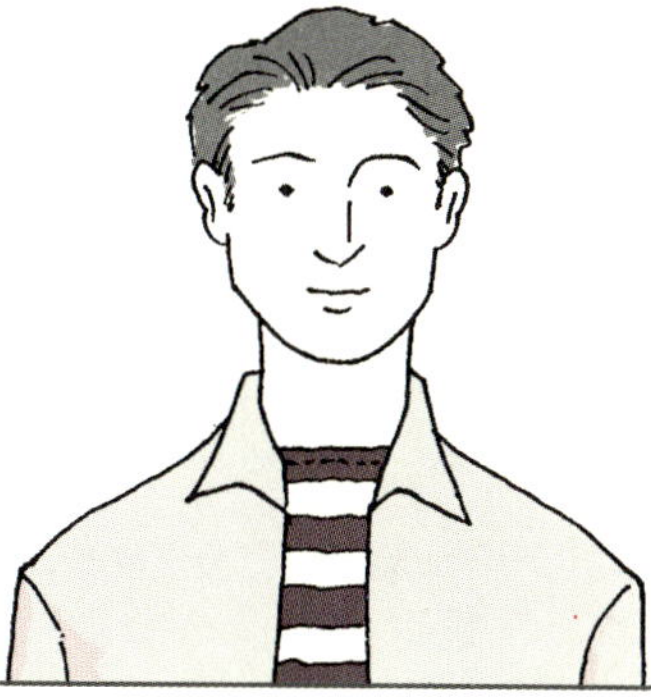

Cさん

知的で物事を冷静に判断する。
明るく人当たりはいいが、融通が効かず、頑固者。嫉妬深いところがある。

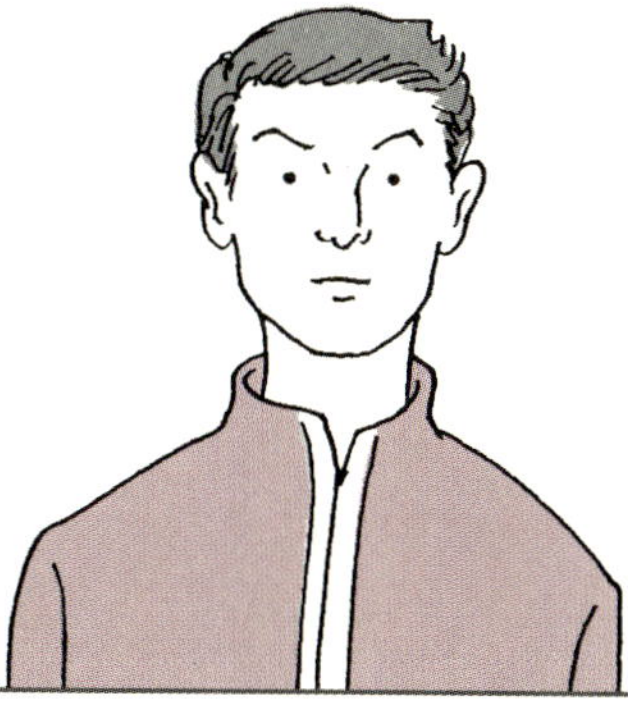

Q14 advice

人を評価するときは、先入観にとらわれず、本質を見よ

先入観がコミュニケーションの邪魔をしていないか

わたしたちがあまりよく知らない人について認知しようとするときは、いくつかの情報をもとに「印象」を形成します。このテストでは、3人の男性についてどんな印象を形成したかを見ることで、〝人を見る目〟があるかどうかを探ります。

テストの対象となる3人の男性は、明るく人当たりがよく、知的かつ誠実で物事を冷静に考えられるという長所と、頑固で嫉妬深いという短所を合わせ持っています。言葉の順番を入れ替えているだけで、3人の人柄に大差はありません。

しかし、多くの人はCさんにもっとも悪い印象を持ったのではないでしょうか。Cさんの自己PR文には、「融通が効かない」というあとの2人にはないマイナスイメージの特定要素が含まれています。また、あとの2人にはある「スポーツマン」というプラスイメージの特定要素が抜けています。

アメリカの心理学者アッシュによると、人が印象を形成するときは、様々な性格特性を均等に評価するのではなく、ある特定要素が中心的な機能を果たすとされています。この特定要素を表わす言葉を「中心語」といい、中心語の影響を受けやすい人は、Cさんに×をつけたはずです。ただ、中心語がその人のすべてを表わしているわけではありませんから、中心語に惑わされないよう注意すべきといえます。

では、AさんとBさんに対する印象はどうだったでしょうか。

実は、AさんとBさんの自己PR文の内容はまったく同じです。しかし、Aさんの自己PR文は、「明るく人当たりのいいスポーツマン」という言葉から始まっているため、いいイメージが先に頭に入ります。一方、Bさんの自己PR文は「頑固で、嫉妬深いところがある」という悪いイメージの言葉で始まっており、その後に続く言葉が印象として残りにくくなっているのです。

このように、最初に入ってくる情報が、後に入ってくる情報に影響をおよぼすことを「初頭効果」といい、初頭効果の影響を受けやすい人ほど先入観にとらわれやすいといえます。Aさんにはいい印象、Bさんには悪い印象という異なる評価を下した人は、第一印象という先入観で人を評価し、本質を見ることを忘れているのかもしれません。

日々受けるストレスの中でも、人間関係に起因するものは少なくありません。「あの人のこんなところがまんできない」。そんな不満がストレスになっている人は、「あの人」への評価を再確認してみてはどうでしょうか。先入観をいったん捨てて、本質を見る目を養えば、いいところが見えてくるかもしれません。

自分がわかれば、ストレスを回避しやすくなる

●思考パターン・行動パターンとストレスの関わりを知っておこう

PART1では、あなたの深層心理を探る心理テストを行なってきました。心理テストには、心の奥深くに潜んでいる意外な自分が浮かび上がってくるものです。新しい発見にわくわくすることもあるでしょうが、中にはそんな自分を認めたくないと思う人もいるかもしれません。

心理テストの目的というのは、あなたの性格や思考のアラを探すことではありません。性格や考え方というのは十人十色。いろんな性格や考え方が個性を生み出します。「こんな自分は自分ではない」と自己を頭から否定するのではなく、まずは自分の個性を自覚することが大切なのです。

さらに、このパートの真の目的は、あなたの思考や行動パターンが、ストレスとどう関わっているのかを理解することにあります。

そこで、どのような思考や行動パターンがストレスを招きやすいのか、大きくまとめてみましょう。

1. いつもせかせか時間に追われ、何事もがんばりすぎるタイプAの行動パターン
2. 本音を隠し、言いたいことやりたいことを抑えてしまう内向的な性格

3. より悪い情報ばかりにとらわれて、よい情報を無視してしまう単純化タイプ
4. 達成動機が高すぎる（やる気がありすぎる）or達成動機が低すぎる（無気力すぎる）
5. 自分のミスはもちろん、他人のミスまで自分のせいにしてしまう内罰型の思考
6. マイナス思考に偏りすぎて、悪いことだけでなく、いいことも悪くとらえてしまう
7. 自分の弱点を受け入れることができず、見せかけの優越感で弱点を隠そうとする
8. 「〜ねばならない」という絶対的な信念に縛られて、思考や行動を制限してしまう
9. 親和欲求を抑え込み、他人に心の動揺を見せまいと常に神経を張りつめている
10. 窮地に陥ったときなどに生じるフラストレーションをうまく解消できない
11. 集団から孤立するのを恐れ、いつも他人の意見に流されてしまう同調行動タイプ
12. コントロール感覚が弱く、何事もあきらめがちで無気力になっている
13. 先入観にとらわれやすく、一度マイナスイメージを抱くとなかなか払拭できない

これらはあくまでも、ストレスをため込みやすいということであり、自分がいずれかに当てはまる場合は、そのことを知っておくと、ストレスを回避しやすくなるということです。

思考や行動パターンは、様々なタイプに分けられますが、いずれも極端に偏らないのが理想といえます。状況に合わせて柔軟に思考を変えられる人、思考のバランスのとれた人こそが、もっともストレスに強いといえるのです。

Relax time 1

ちょっと深呼吸でもしてみませんか？

浅い呼吸は、からだに十分な酸素を取り入れることができず、その結果ストレスへの抵抗力を弱めてしまいます。いつも不安や悩みを抱えており、ストレスをためやすい人は、このような「胸部呼吸」を行なっているのかもしれません。胸部呼吸は精神的苦痛につながりやすいとされています。

ここでは、酸素を十分に取り入れ、リラックスする呼吸法「腹式呼吸」を２つ紹介します。ストレスを感じやすい人は、できるだけ意識して腹式呼吸を行なうようにしましょう。

まずは自分の呼吸を確認する

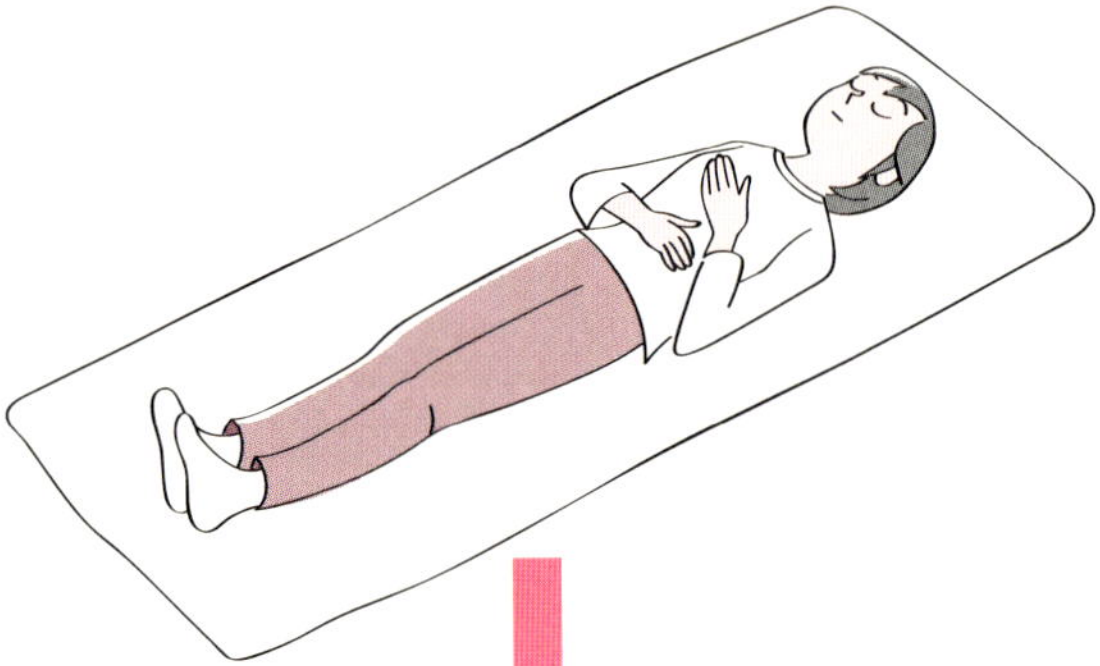

・目を閉じて仰向けに寝て、右手をおへその上に、左手を胸の中心に置く。

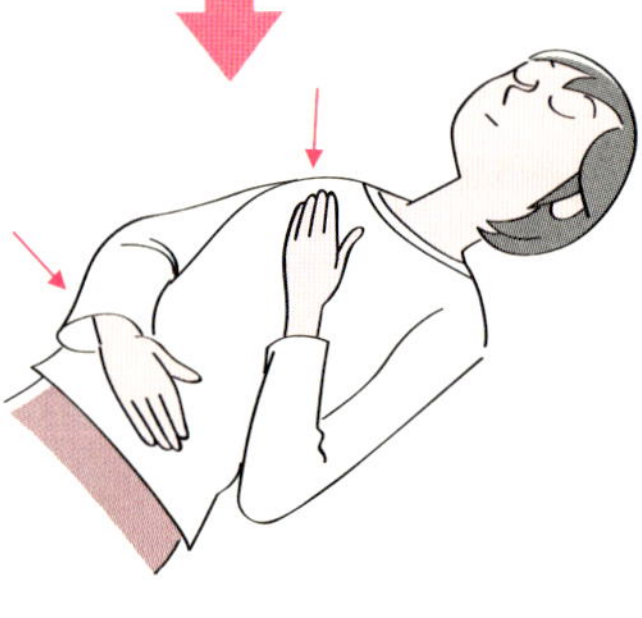

・静かに呼吸をしてみて、息を吸ったときに右手にふくらみを感じたら腹式呼吸、左手にふくらみを感じたら胸部呼吸をしていることになる。

腹式呼吸・基本編

1 タオルなどを敷いた床に、目を閉じて仰向けに寝る。両手はからだから少し離して、手のひらを上に。両足は少し開いて、つま先は外側に向ける。

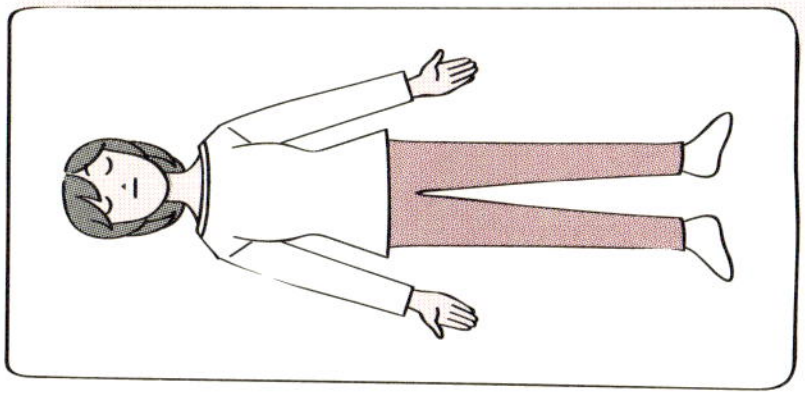

2 呼吸したときに一番大きく上下する部分に手を置く。

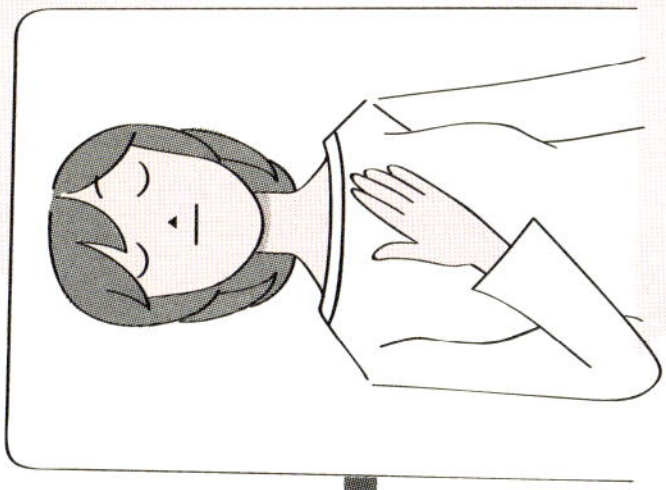

3 両手をお腹にのせ、息を吸ったとき、吐いたときの様子を確かめる。

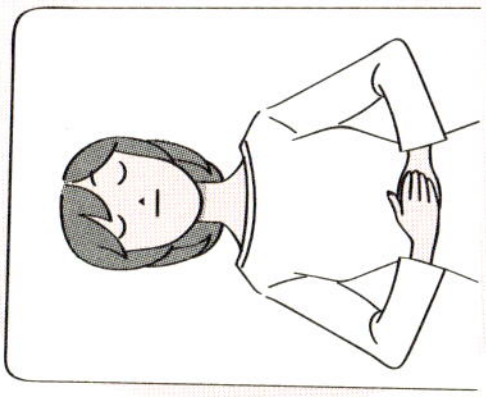

4 鼻からゆっくり深く息を吸い込む。

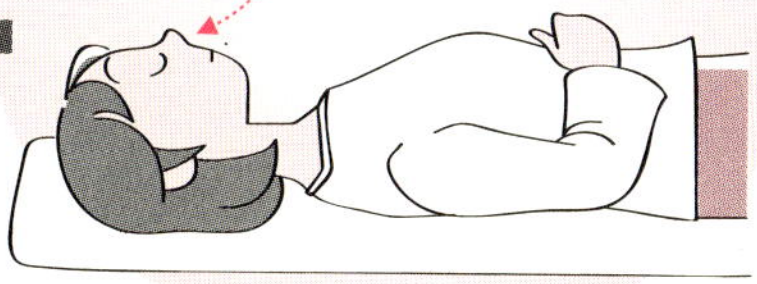

5 お腹が上下しないとき（腹式呼吸ができていないとき）は、口から息を吐くときに、お腹を手で押さえ、吸うときはお腹をふくらませるよう意識してみる。

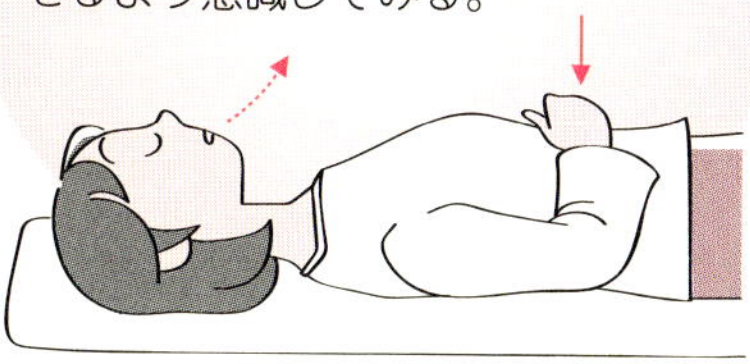

6 2で確認した位置が上下せず、お腹だけが上下していれば、腹式呼吸は成功。

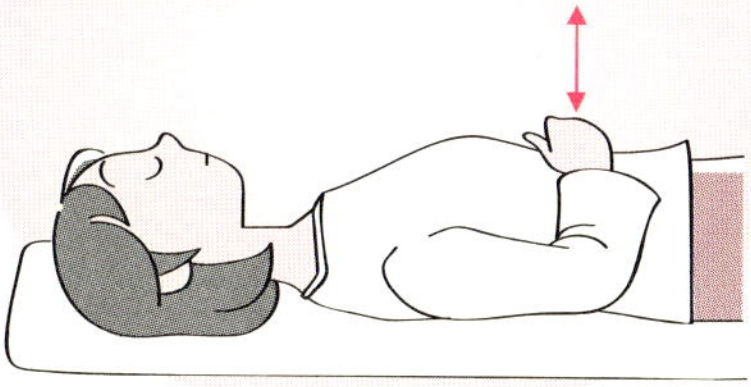

腹式呼吸・応用編――深呼吸

1 タオルなどを敷いた床に、背筋をまっすぐ伸ばして仰向けに寝る。両ひざを軽く立て、足先は20cmほど開き、つま先は外側に向ける。

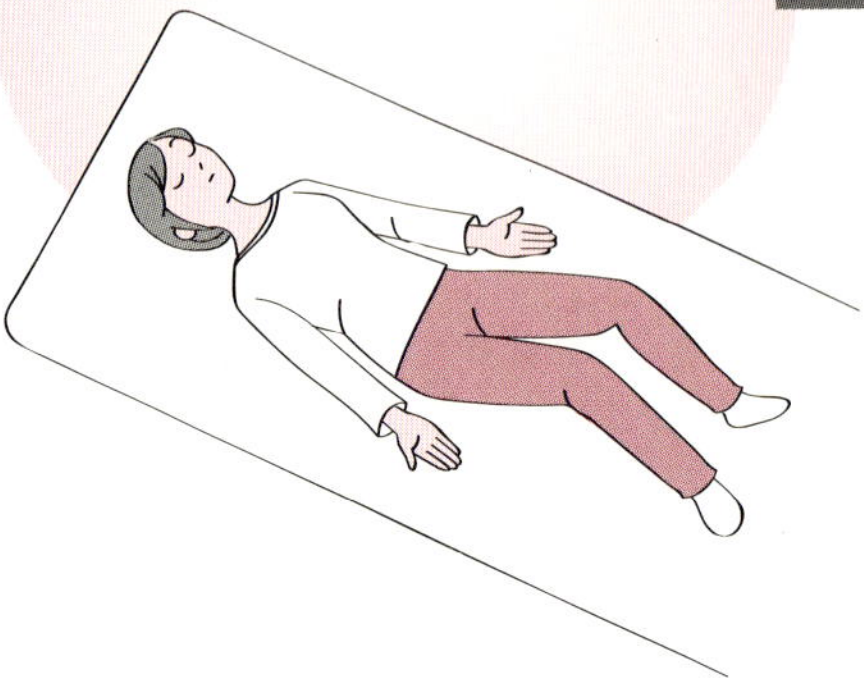

2 右手はお腹の上に、左手は胸の上に置く。

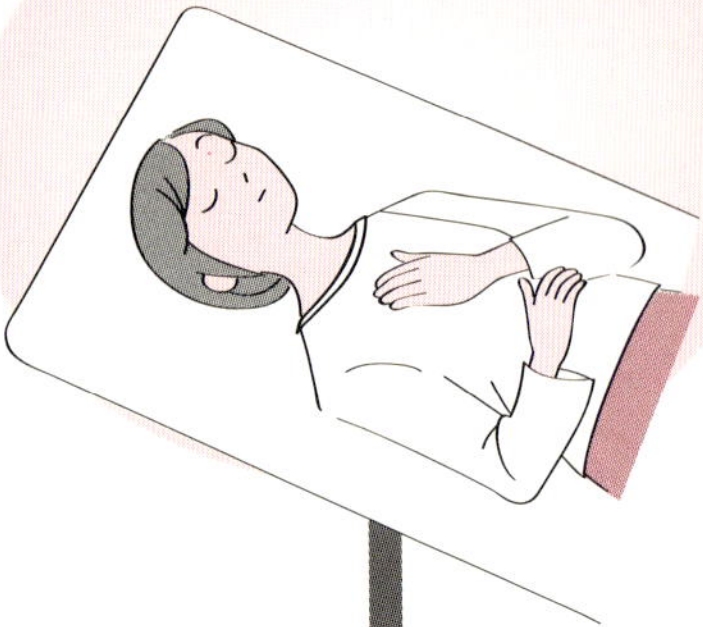

3 お腹に置いた手がもち上がるように、鼻からゆっくり深く息を吸い込む。このとき、胸はお腹につられてわずかに動く程度に。

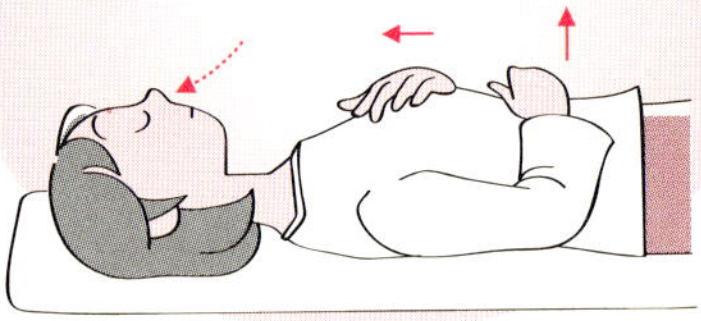

4 少し微笑みを浮かべ、吸い込んだ息を口から吐く。軽く口をすぼめてシューという音を出し、口や舌をリラックスさせる。

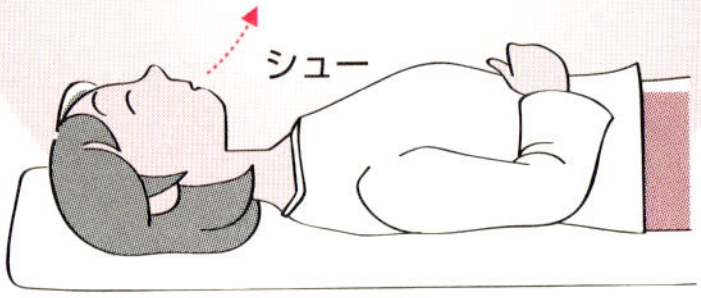

5 3と4のゆっくりと長い呼吸を続ける。お腹を上下させながら、呼吸の音と感触に意識を集中させ、さらにリラックスしていく。

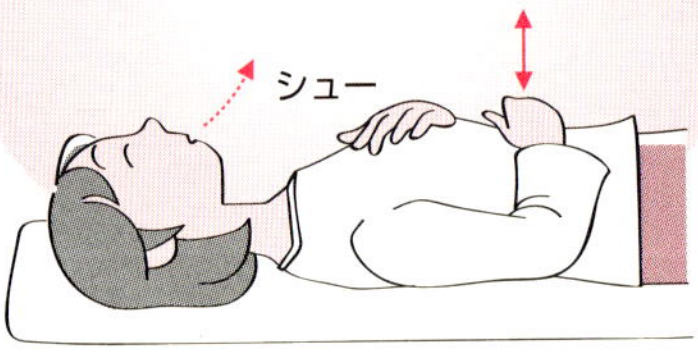

※深呼吸は1日1～2回、1回あたり5～10分行ない、これを数週間続ける。その後は、1回あたりの時間を20分にする。

PART 2

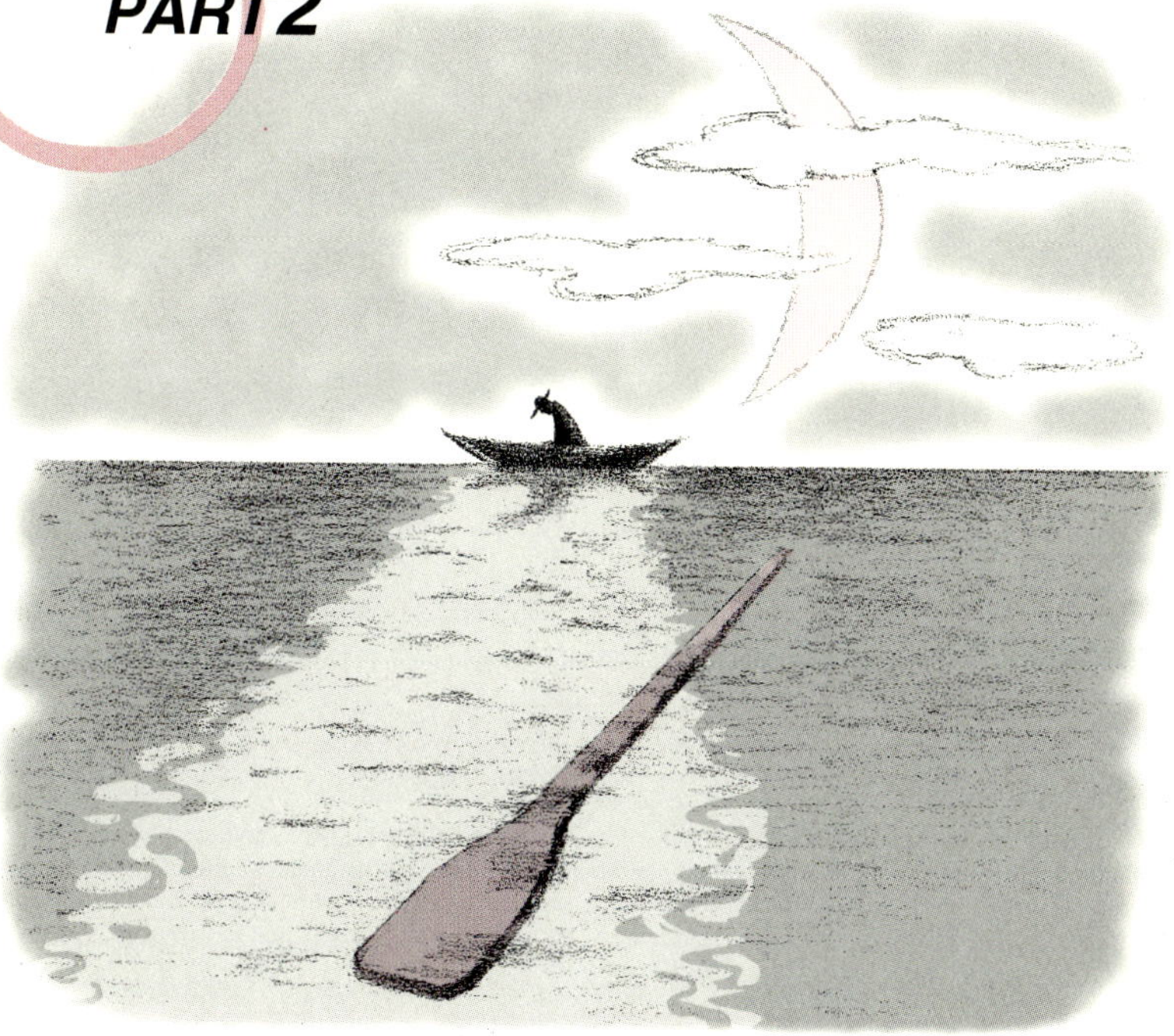

「うまくいかないな…」と感じることがありますか？

このパートでは、
あなたを悩ますストレスの正体を明らかにしていきます。
さて、あなたの心の暗闇には、
どんなストレスが巣食っているのでしょうか？
心とからだの両面から探っていきましょう。

Check 1

あなたが描く木は どんな木ですか？

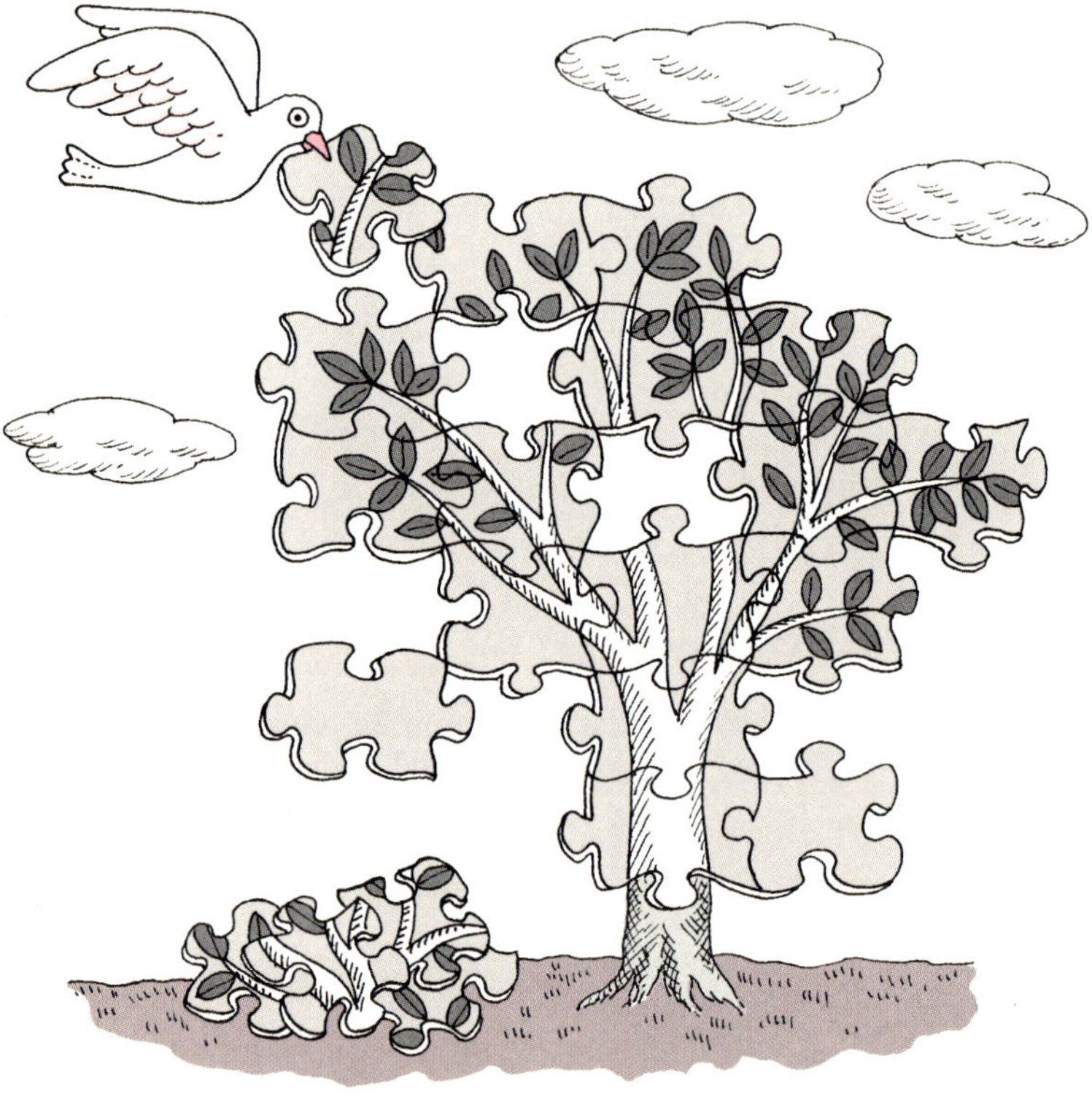

草原に１本の木が立っている風景をイメージしてください。
あなたがイメージした木はどんな木ですか？
左ページ枠の中に、色鉛筆を使って描いてみましょう。

色鉛筆を使って
描いてみましょう

C1 advice

あなたの心のイキイキ度チェック

心の状態が描く木に表われる

心理テストでは、その人の心の状態を知るために木を描かせることがあります。新緑が茂る木、色とりどりに紅葉した木、葉の散った冬枯れの木など、その人がイメージする木には、情熱や意欲、自信や満足、不安や寂しさといった心の状態が投影されるものです。

あなたはどんな木を描いたでしょうか？4つのパターンから、あなたの心のイキイキ度を探ってみましょう。

1 青々とした葉が茂る木（常葉樹）

イキイキ度99％

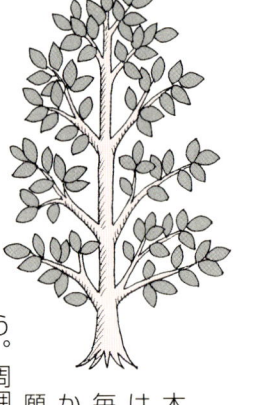

生命力にあふれる木を描いたあなたは、イキイキとした毎日を送っているか、そうありたいと願っているでしょう。周囲を圧倒するような勢いで、今まさに人生を楽しんでいるといえます。

2 紅葉した木（落葉樹）

イキイキ度70％

イチョウやケヤキなど、紅葉した木を描いたあなたは、周囲の影響を受けやすい人だといえます。そのため、今の生活も他人の意見や行動に合わせがち。どこかで抑圧を感じているかもしれません。

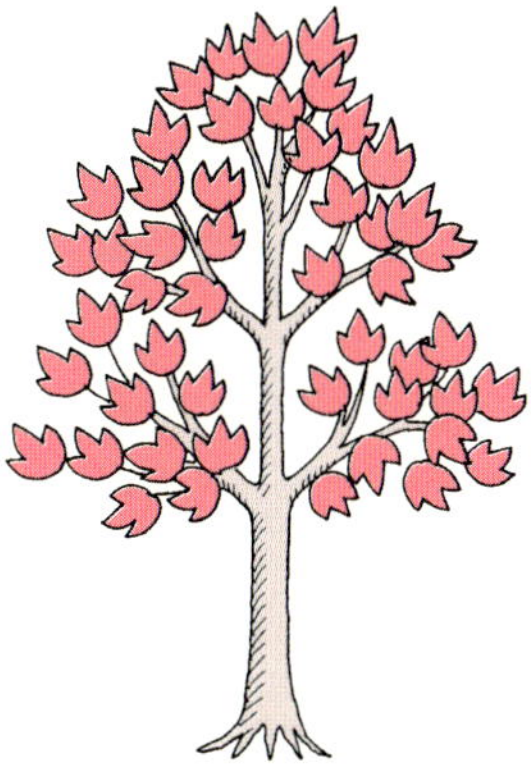

3 紅葉が散った冬枯れの木

イキイキ度30％

春を待つ冬枯れの木を描いたあなたは、今の生活には満足していないが、心の中ではいつか自分を認めさせてやるという願望があるのでは？　しかし、しばらくは自分を抑えて周囲に合わせるしかないと考えています。

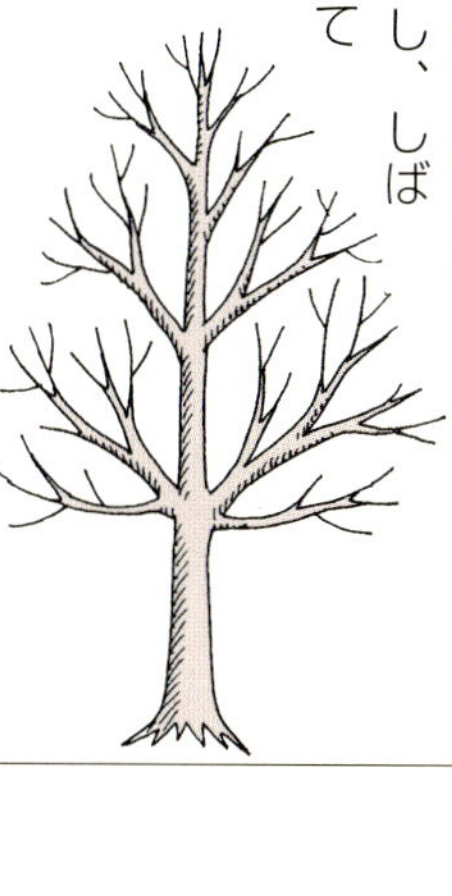

4 立ち枯れの木

イキイキ度5％

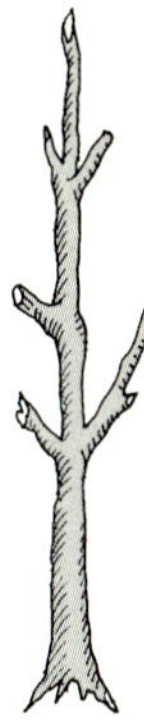

立ち枯れの寂しい木を描いたあなたは、投げやりな人生を送っていませんか？　どうせ自分は何をやってもうまくいかない。それは自分ではどうにもならない力に抑えられているから……。そんな無力感や劣等感から、いつもイライラしています。

さて、あなたの心の状態が少し見えてきたでしょうか？　心のイキイキ度が少ない人ほどストレスを抱えやすいといえます。次にもう一つ、心の安定度をチェックする簡単なテストをしてみましょう。

Check 2 山

あなたがイメージした山はどんな山ですか？

あなたは今、ハイキングをしています。
ふと前方を見ると、山が姿を現わしました。その山はどんな姿をしているでしょう。
以下の3つの中から、自分のイメージにいちばん近いものを選んでください。

1 富士山のような
堂々とした山

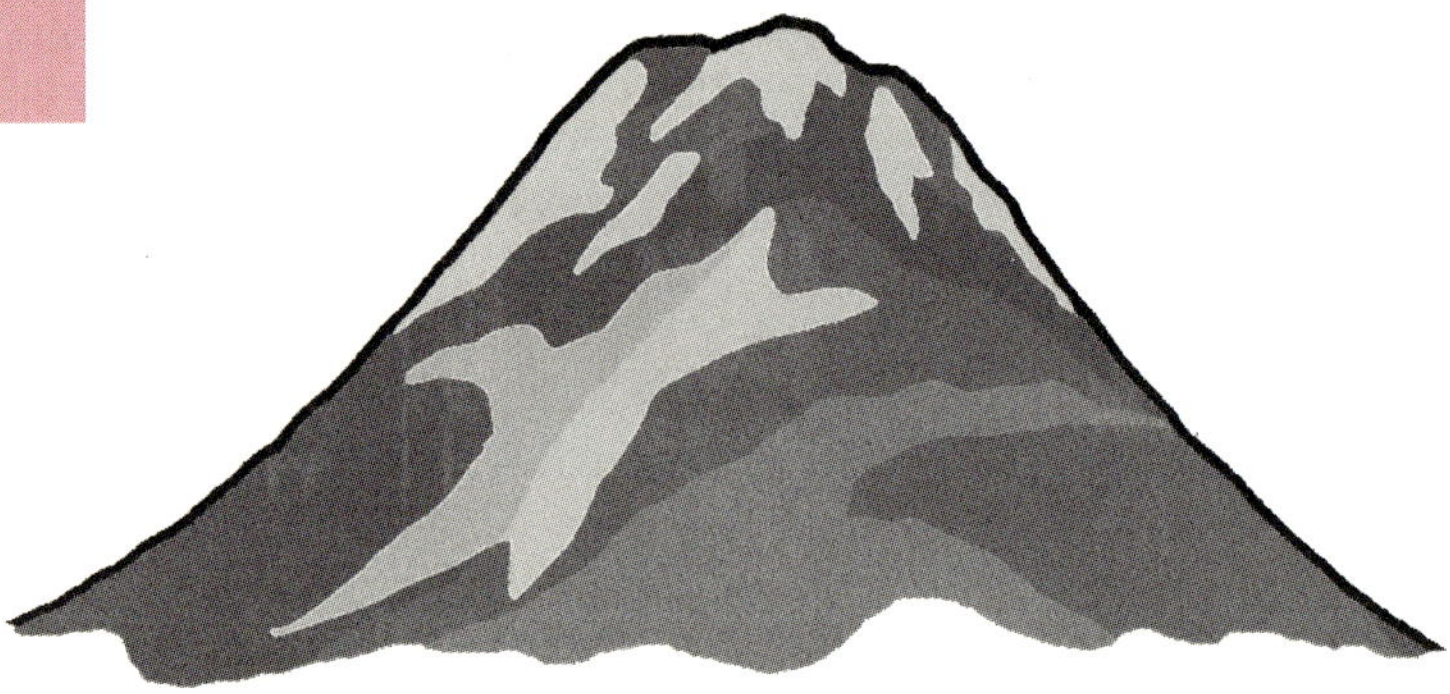

2 低く稜線のなだらかな山

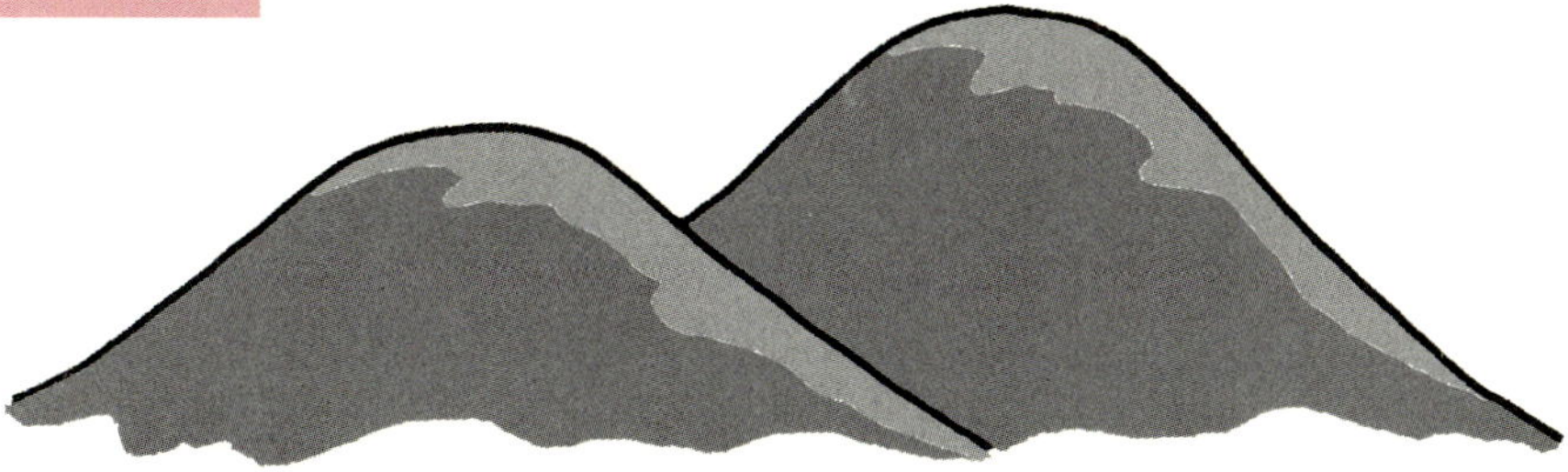

3 切り立った山

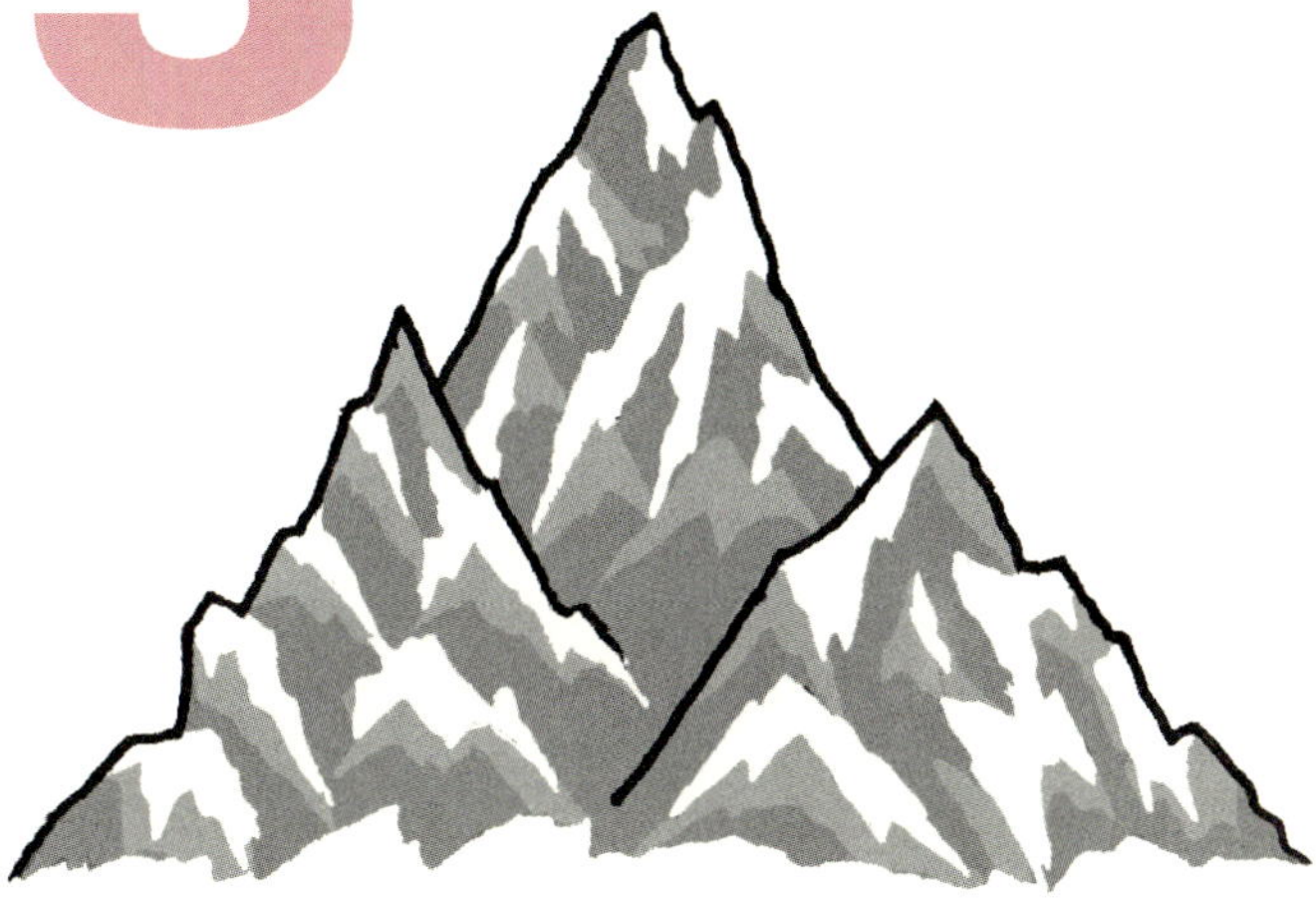

回答

C2 advice

あなたの心の安定度チェック

安定度が低い人は、ストレス過剰のサインかもしれない

人間には喜怒哀楽の感情があり、その時々の状況に応じた感情が自然と湧いてきます。そして、心が安定していれば、意識せずともその状況に効果的に適応しようとするものです。しかし、ストレスが強いと、心の安定が揺るがされることがあり、何事に対しても悲観的になるなど、適応的な働きができなくなります。山をイメージするテストには、その人の心の安定度が表われます。あなたはどんな山をイメージしたでしょうか。

1 富士山のような堂々とした山

安定度99％

抱いた山のイメージ通り、富士山を選んだあなたの心は

2 低く稜線のなだらかな山

安定度70％

低くなだらかな山をイメージした人は、低水準安定型といえます。

とても安定しているといえます。常に堂々とした自信にあふれ、周囲の人からも頼りにされているのではないでしょうか。その分、周囲を圧倒することもあるかもしれませんが、基本的には大らかな楽天家です。

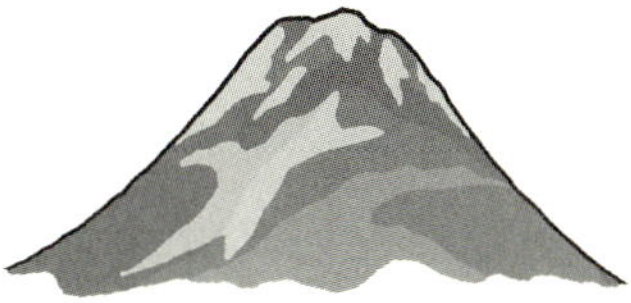

3 切り立った山

安定度30%

切り立った山というのは、それ自体が1や2に比べると不安定です。この山を選んだ人は、不安や悩みを抱えやすく、心は常に不安定になりがちです。自分に自信がなく、今の生活にもあまり満足していません。

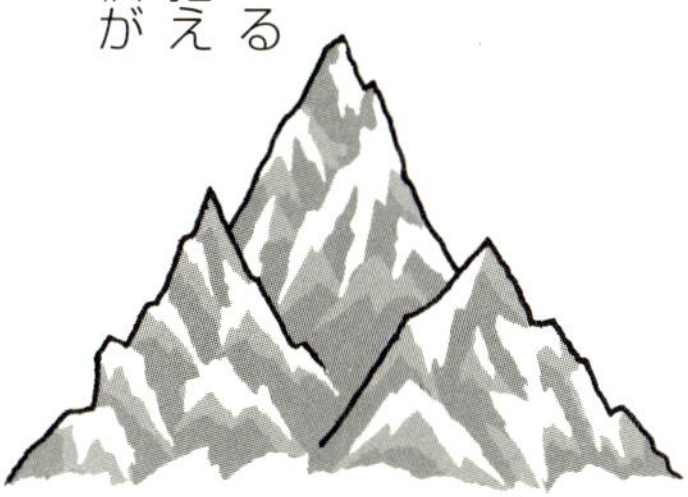

冒険することを避け、常に達成可能な目標を設定し、それを成し遂げることで満足感を得ていませんか。無意識のうちに不安定にならないようコントロールしているので、心はいつもそれなりに安定しています。

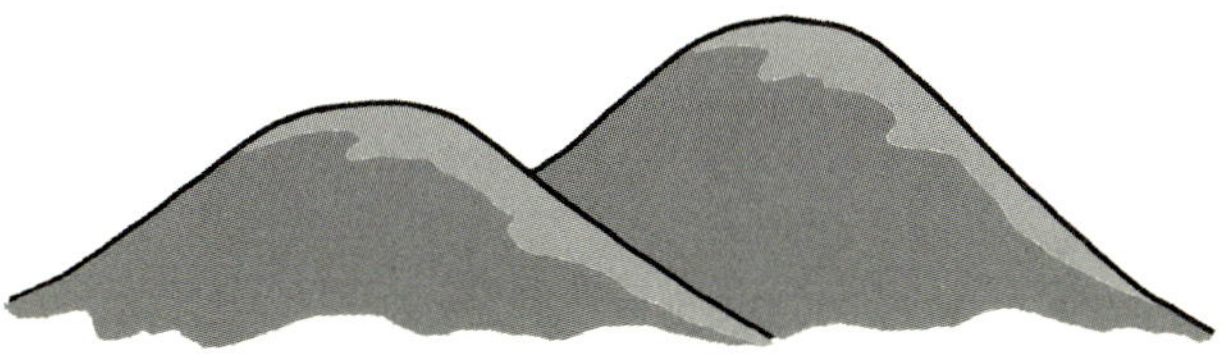

あなたの心は不安定になっていなかったでしょうか。とくに3を選んだ人は、心の安定を揺るがすストレスが過剰になっているのかもしれません。適度なストレスは人間にとってなくてはならないものなのですが、ストレスが過剰になると、心に柔軟性がなくなり、自由な判断ができなくなるのです。

では、次からのチェックで、あなたのストレス状況をより具体的に探っていきましょう。

Check 3 人間関係はうまくいっていますか？

A 家族に関するクエスチョン

最近、半年の間に家庭内で起こった出来事について質問します。あてはまる場合は5点、あてはまらない場合は0点——を□の中に記入してください。

START

1 夫、妻あるいは親が亡くなった □

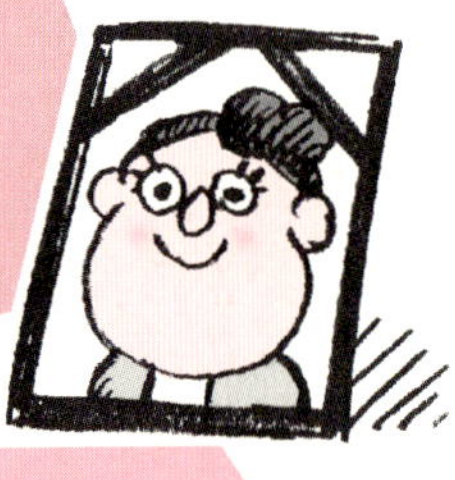

2 家族の誰かが大病をわずらった □

3 離婚した（あるいは両親が離婚した） □

4 あらたに家族が増えた □

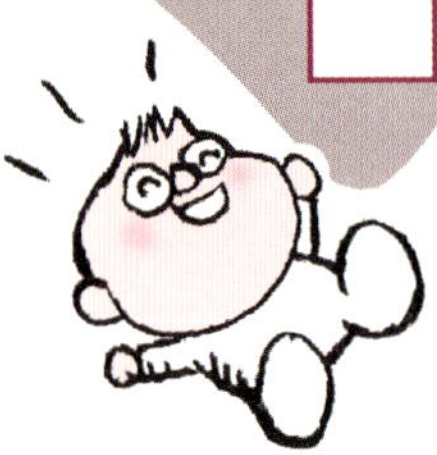

5 独立して家を出た（あるいは子どもが独立した） □

あなたは結婚していますか？　結婚している人は左下の矢印へ、結婚していない人は左上の矢印（次のページ）へ進んでください。各質問に答え、□の中に点数を記入してください。未婚・既婚ともに――いつも…5点　ときどき…3点　めったにない…1点

結婚している人

6a 妻（夫）が愚痴を聞いてくれない □

7a 夫婦の会話がない □

8a 妻（夫）と生活のサイクルが合わない □

9a 自分の仕事、あるいは家事の負担を理解してくれない □

10a 顔を合わせるとケンカになる □

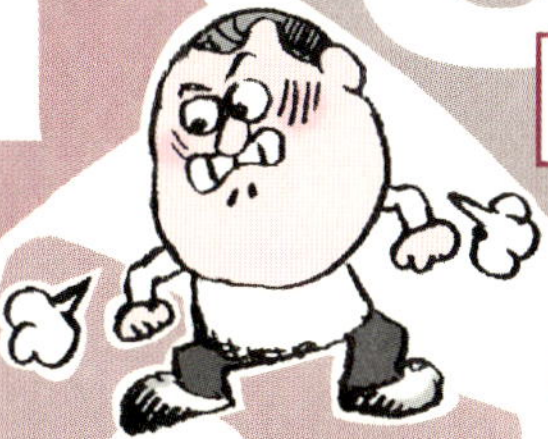

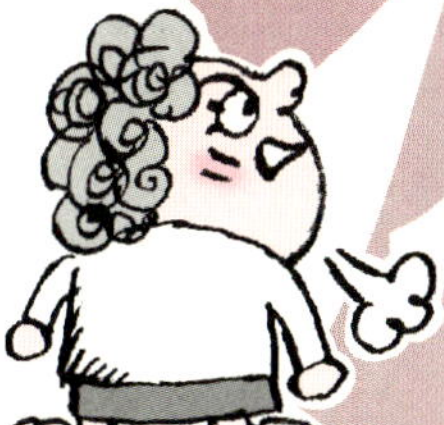

11a 妻（夫）は小言が多い □

12a 将来の人生設計（子どもの教育方針を含む）について意見対立がある □

小計　　点

●結婚していない人●

★

6b
親が過保護・過干渉
□

7b
自分の意見に耳を傾けてくれる人がいない
□

8b
自分の居場所がないと感じることがある
□

9b
親は自分に関心を示していないと思う
□

10b
他の兄弟や友人と比べられているような気がする
□

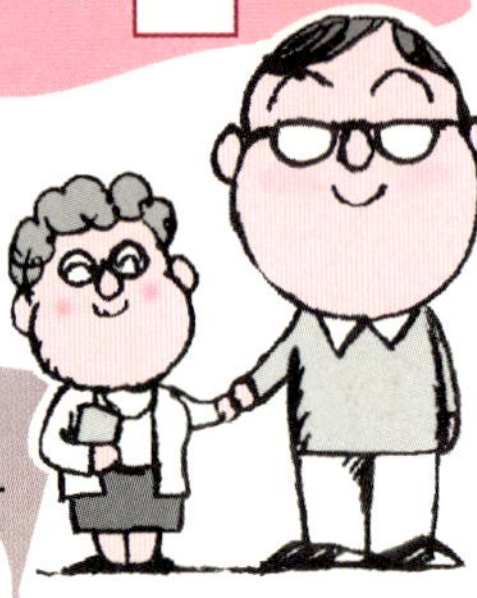

11b
家族との対話がない
□

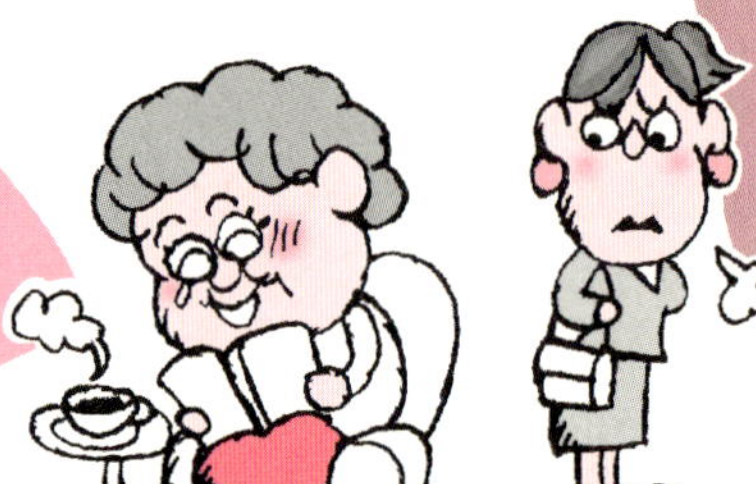

12b
自分の人格を認めてもらえない
□

小計
点

B 友人・知人に関するクエスチョン

あなたの友人・知人に対する気持ち、つき合い方などについて質問します。各質問に答え、□の中に点数を記入してください。

よくある…5点　ときどきある…3点　めったにない…0点

START

13 ウマの合わない人と無理をしてつき合っている □

14 相手のペースに合わせて疲れてしまうことがある □

15 悪口を言われているような気がする □

16 他人に見栄を張ってしまう □

17 自分の意見を言うことができない □

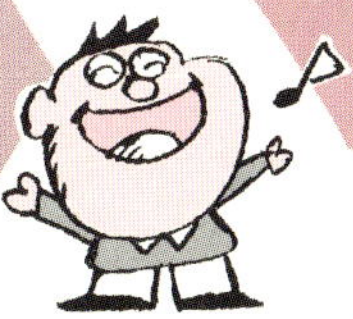

18 気のおけない仲間が少ない □

19 相手の言動に一喜一憂する □

20 親しくしていた友人が亡くなった □

21 孤独感がある □

22 自分の気持ちが理解されていない □

23 悩みを打ち明けられる人がいない □

小計　　点

AとBの合計＝　　点

C3 advice

人間関係のどこにストレスを感じているのでしょう

人間関係のストレス度をチェックしてみよう

人との適切なコミュニケーションは、心身の健康維持に重要な役割を果たしています。悩みやつらいことがあるとき、話を聞いてもらうだけで楽になることがありますし、親しい人が黙ってそばにいてくれるだけで慰められることもあります。

しかし、人間関係がうまくいかなくなると、逆にストレスになってしまいます。あなたは人間関係において、どれくらいのストレスを抱えているのでしょうか。

チェック3のAとBの合計点が8点以上だった人は、人間関係において何らかのストレスを抱えており、高得点の人ほど抱えるストレスは大きいといえます。

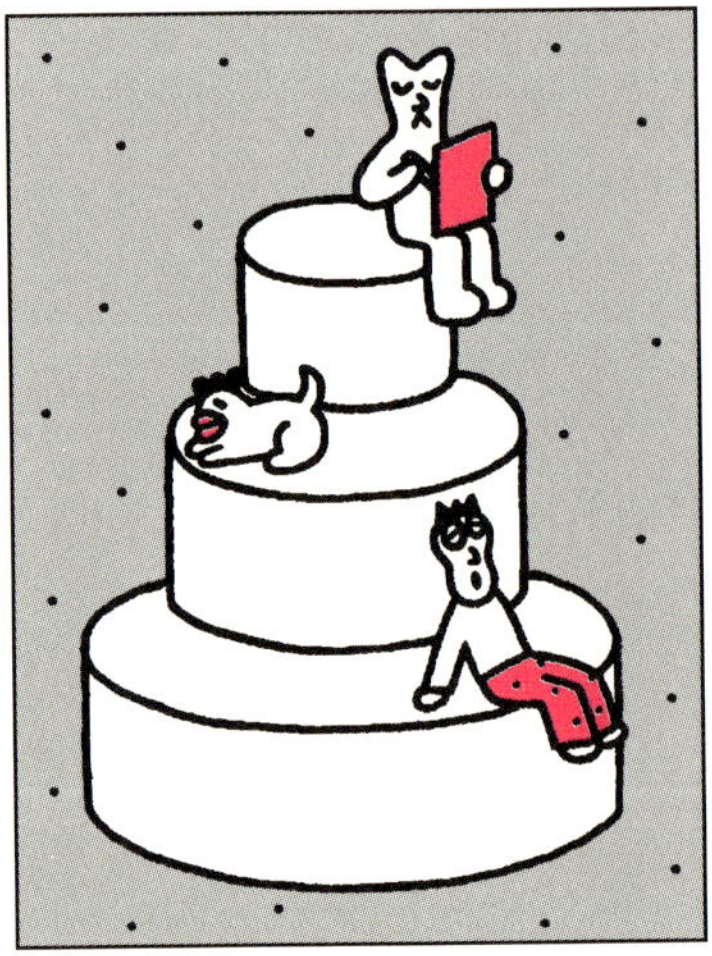

チェック3——AとBの合計点

7点以下の人……ストレスはほとんどない
8〜17点の人……何らかのストレスを抱えている
18〜33点の人……ストレスはやや大きい
34点以上の人……非常に大きなストレスを抱えている

ただ、このテストの真の目的は、単純にストレスの大小を測るのではなく、人間関係の問題点を把握することにあります。

では、人間関係におけるどんな状況がストレスを生むのでしょうか。

人間関係における四大ストレス

人間関係の中でもとくにストレスとなるのは、次の4つです。

1．喪失《そうしつ》体験（クエスチョンの項目——1〜3、5、20）

「喪失体験」というのは、大切な人と別れたり、大事なものをなくしてしまうような体験をいいます。

人間関係における喪失体験には、離婚や失恋、家族や親しい人との死別、独立などによって家族と離れることなどが挙げられますが、どのような形にしろ、別れというのはわたしたちの心に悲しみや絶望という大きなストレスを与えます。

別れを体験した直後は事実を認めることができず、現実から目を背《そむ》けようとします。これは「否認」という段階で、喪失体験を乗り越える第1のステップです。

しかし、いつまでも否認を続けているわけにはいかず、現実に引き戻されるときが来ます。これが第2のステップ、「絶望」です。どうしようもない悲しみに打ちひしがれることもあるでしょうし、別れた相手に対する憎しみや怒りが湧いてくることもあるでしょう。

ただ、このように心が大きく動揺する時期は永遠に続くわけではありません。やがて事実を受け入れ、別れは過去の記憶になるときがきます。これが最後のステップ、「脱愛着」です。わたしたちは通常、3つの段階を経て、喪失体験を乗り越えているのです。

しかし、いつまでたっても別れのつらさからはい上がれず、どんどんストレスが膨《ふく》らんでいくことがあります。このような場合は、別れた人を美化しすぎていたり、逆に悪く考えすぎているのかもしれません。

喪失体験に関する項目の点数が高かった人は、別れた相手との関係を思い出してみてください。別れる前後の自分の気持ちを思い出し、極端な気持ちに偏っていないかを見直してみるのです。そして、より現実に即したものになるよう、気持ちをコントロールしていきます。こうして、絶望から脱愛着へと、心を導いていくのです。

2．コミュニケーション・ギャップ（クエスチョンの項目――6a・6b〜12a・12b、13〜19、21〜23）

コミュニケーション・ギャップというのは、実際に別れるところまではいかなくても、気持ちのすれ違いや意見の食い違いなど、心のなかで小さな別れが起こっているような状態をいいます。

夫婦間や親子間の期待のズレ、友人・知人との意見の食い違いなど、ちょっとしたコミュニケーション・ギャップは人間関係につきものです。

しかし、お互いの気持ちのズレになかなか気づかず、心の溝が広がってしまうと、それは大きなストレスになります。

コミュニケーション・ギャップに関する項目の点数が高かった人は、誰との間の何が問題になっているのかを今一度考え直してみてください。そして、その問題が修復可能かどうかを考えてみましょう。お互いの期待や価値観のズレは、話し合うことである程度埋めることができるはずです。

3．役割変化（クエスチョンの項目――1〜5）

結婚、出産、離婚、独立といった役割（立場）の変化も、ストレスの原因になることがあります。新しい役割を受け入れることができず、古い自分にしがみついていると、なかなか前に進むことができません。

役割変化に関する項目の点数が高かった人は、これまでとは違う役割や立場をどう思っているかを考えてみましょう。マイナスの気持ちが大きい場合は、現実的な視点からプラスの面を検討してみます。役割が変わったことで失ったものを冷静に考えつつ、得たものを探してみるのです。

たとえば、専業主婦だった女性が離婚してシングルマザーになったとします。これまでは妻と母親という役割だけだったのに、これからは社会に出て働いて、父親の役割も果たしていかなければなりません。時間的にも経済的にも余裕はなくなるかもしれませんが、社会に出ることで新たな人間関係が築けるでしょうし、働くことで新たな能力を発見したり、その能力を伸ばすことができるかもしれません。

現実を客観的に見つめ、気持ちを整理していくのです。新しい環境を前向きにとらえられるようになれば、役割変化のストレスは解消されるはずです。

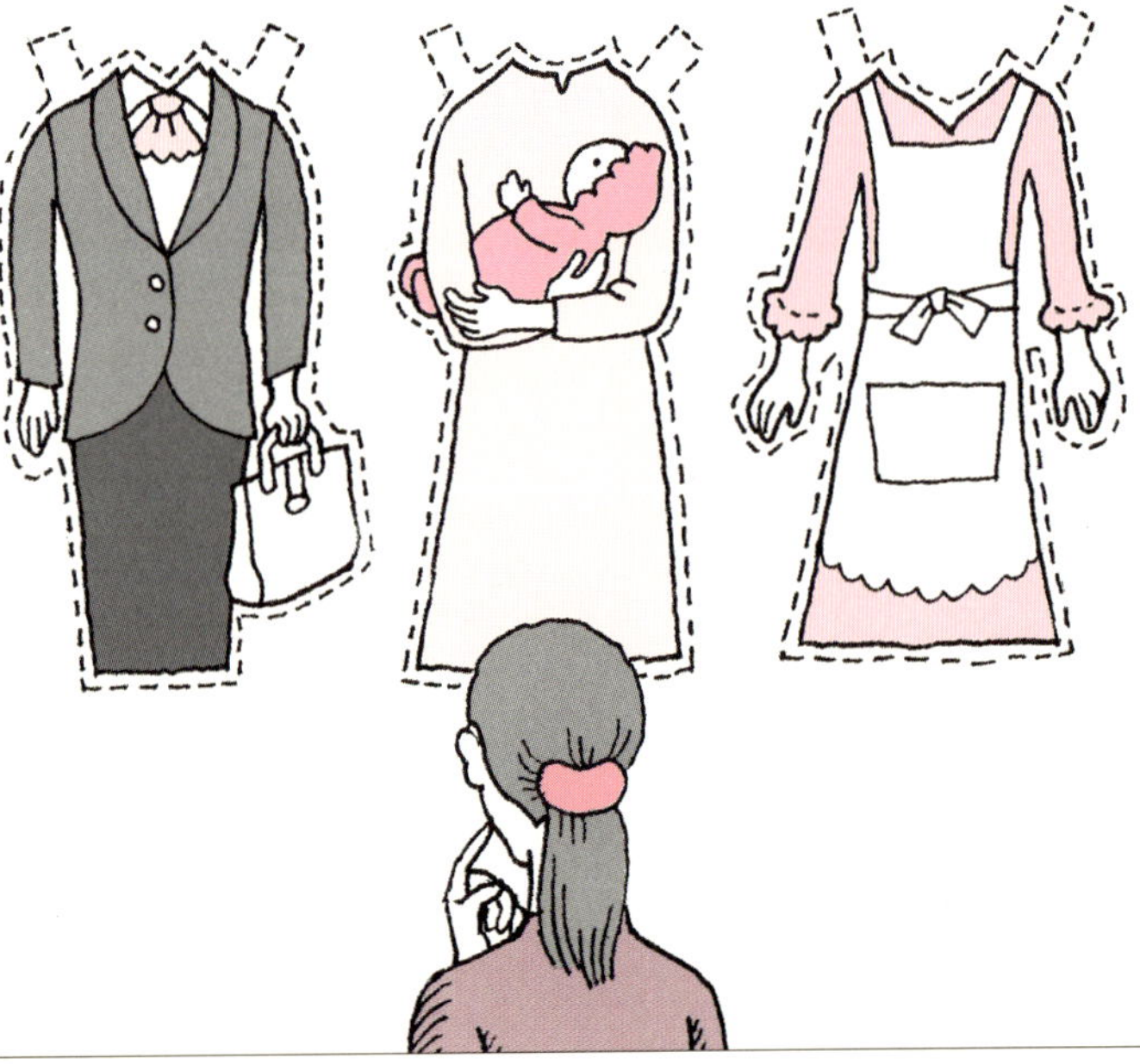

4. 人間関係の欠如（クエスチョンの項目――7a、7b、8b、11b、17、18、21、23）

人間関係の欠如とは、人との関わり合いを避け、自分の世界に引きこもってしまうなど、人間関係そのものを持たなくなってしまうことをいいます。孤独感が強くなり、気持ちが沈んでくると、ますます人は臆病になり、引きこもりがちになります。このような人は、相手の気持ちがはっきりわからないと安心できないため、相手を理解しないまま自分の気持ちを表わすことをためらってしまうのです。しかし、他人の気持ちはそうそうわかるものではありません。

人間関係がうまく持てないという人は、どんな場面でコミュニケーションを図れなくなるのかを考えてみてください。そして、うまくいかなくなるパターンが見つかったら、そのような場面ではどのようなつき合い方をすればよいのかを考え、新しい人間関係への一歩を踏み出してみましょう。

さて、あなたの人間関係の問題点が浮かび上がってきたでしょうか。ここで、これらの問題を解決に導くヒントを1つ紹介しておきましょう。

まずは、誰との間に、どんな問題があるのかを具体的に考え、「自分はこうでなくてはならない」「相手はこう思っているはずだ」「相手にこうであってほしい」などという思い込みを、いったんリセットしてみましょう。そして、自分と相手のマイナス面をありのままに受け入れ、さらにプラス面にも目を向けるようにします。

人間関係に問題はつきもの――。問題は一つ一つ解決すればよいのです。そして、それを次の問題が起こったときに生かすようにする。人間関係とは、こうしたことのくり返しでできあがっていくのです。

Check 4

仕事・職場は楽しいですか？

A 仕事内容に関するクエスチョン

現在の仕事について質問します。まったくその通り…5点、まぁまぁその通り…3点、あてはまらない…0点――の中から1つ答えを選び、□の中に点数を記入し、最後に小計を出してください。

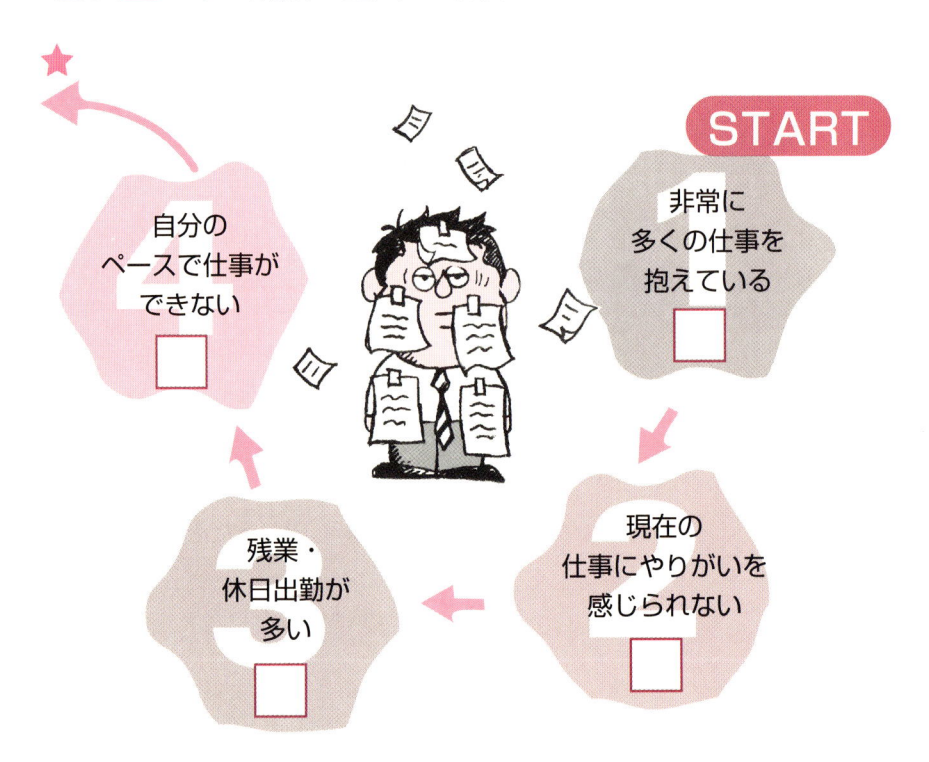

START

1 非常に多くの仕事を抱えている □

2 現在の仕事にやりがいを感じられない □

3 残業・休日出勤が多い □

4 自分のペースで仕事ができない □

★

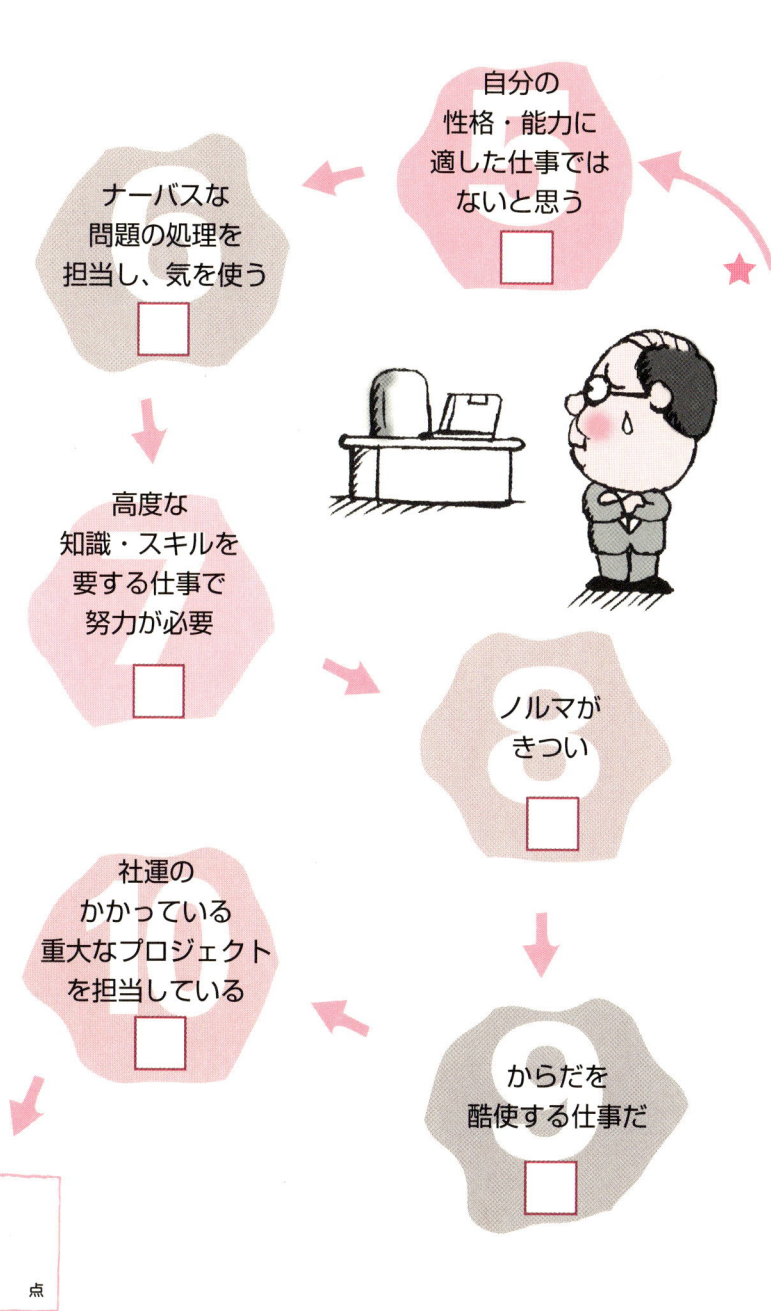

5 自分の性格・能力に適した仕事ではないと思う □

6 ナーバスな問題の処理を担当し、気を使う □

7 高度な知識・スキルを要する仕事で努力が必要 □

8 ノルマがきつい □

9 からだを酷使する仕事だ □

10 社運のかかっている重大なプロジェクトを担当している □

小計 　点

B 職場環境に関するクエスチョン

現在の職場環境について質問します。まったくその通り…5点、まぁまぁその通り…3点、あてはまらない…0点――の中から1つ答えを選び、□の中に点数を記入し、最後に小計を出してください。

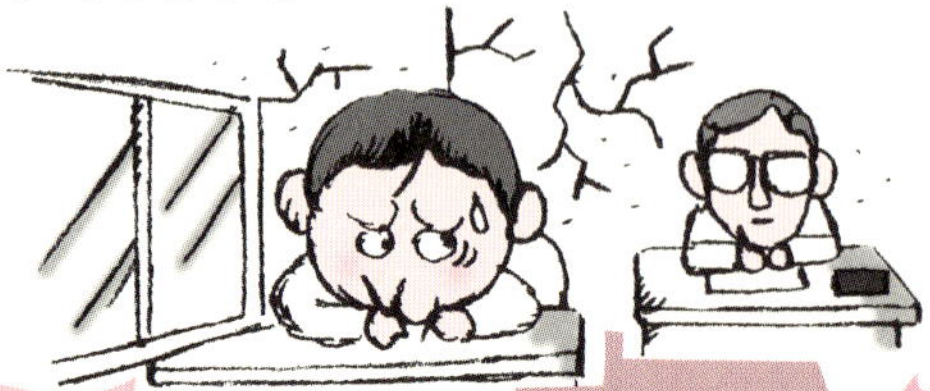

START

1. 成果を公式に評価する仕組みがない □
2. 経営方針がくるくる変わる □
3. 会社の業績が悪化している □
4. 早期退職者をつのっている（リストラされるかも？） □
5. 会議ばかりで方針が定まらない □
6. 昇給・ボーナスがない、あるいは減らされた □
7. 後輩が上司になってやりづらい □
8. 先輩が部下になり、気を使う □
9. 職場の雰囲気になじめない □
10. 部署内で意見の対立がある □

★

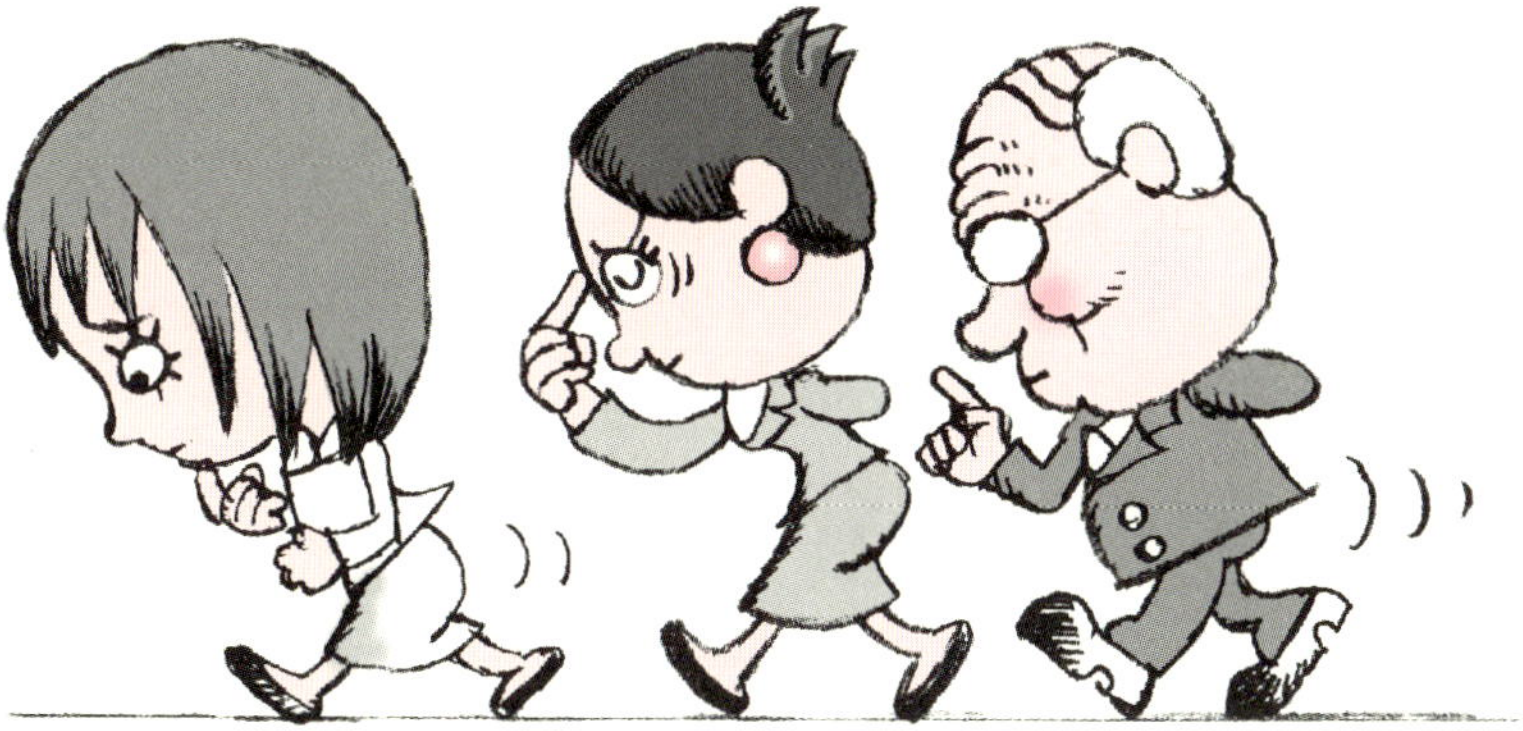

11
他の部署との連携がうまくいかない
□

12
上司と部下の板ばさみになっている
□

13
転勤あるいは異動があった
□

14
職場に相談できる人がいない
□

小計
点

A 仕事内容にと
B 職場環境にの
小計を足してください。

あなたの合計点は…

点

CA advice

その仕事・職場の何が心の重荷になっているのでしょう

仕事・職場のストレス度をチェックしよう

社会人にとって、一日の大部分を占めているのは仕事をしている時間でしょう。それだけに、仕事や職場ではストレスが生じやすいといえます。つまり、仕事にはなんらかのストレスがつきものなのですが、このチェックで合計点が16点以上だった人は要注意です。ストレスが過剰になっているかもしれません。

ただし、人間関係のチェック同様、このチェックで重要なのは、ストレスの強さを判定することよりも、仕事や職場のどんなことがストレスになっているのか、自分のストレス状況やストレスの原因を把握することです。

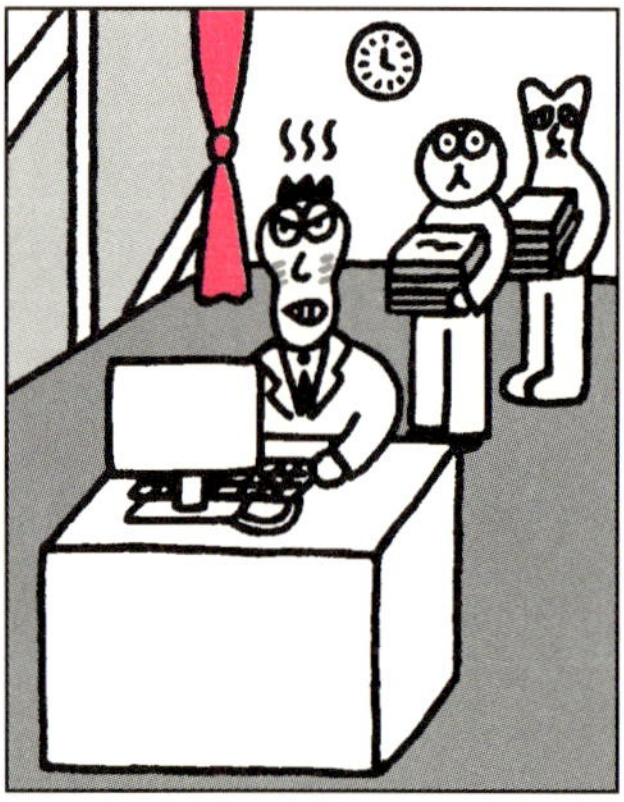

チェック4――AとBの合計点

6点以下の人……ストレスはほとんどない
7～15点の人……何らかのストレスを抱えている
16～24点の人……ストレスはやや大きい
25点以上の人……非常に大きなストレスを抱えている

「コントロール感覚の欠如」の悪循環

仕事や職場におけるストレスでもっとも問題視されているのが、「コントロール感覚の欠如」です。コントロール感覚の欠如とは、要求されている仕事が自分の許容量を超えていることに気づかず、あるいは気づかないふりをして、ついつい無理を続けてストレスをためてしまうような状態をいいます。

仕事に対するコントロール感覚が持てなくなると、心身が疲れてくるので、仕事が思うようにはかどらなくなります。すると、「もっとがんばらなくては」と、さらに自分に仕事を強いることになり、コントロール感覚はどんどん失われていきます。

こうした悪循環に陥る前に、休養をとるなどの対策をとらなければならないのですが、ついつい無理をする人というのは、ストレスがたまっていることにすら気づかないことがあります。

チェック4の〈仕事内容〉の1、3～5、7、8、10の項目の点数が高かった人は、コントロール感覚が欠如している可能性があります。最近、仕事が思うようにはかどらない、疲れがなかなかとれないという人は、ストレス過剰のサインかもしれません。見逃さないようにしてください。

張り詰めていた糸がプツンと切れる「燃え尽き症候群」

一生懸命仕事をしていても、自分のやっている仕事の意味がわからないままでいると、気力が失われてきます。このような状態を「燃え尽き症候群」といい、これもコントロール感覚の欠如から生まれるうつ状態の一つです。チェック4では、〈仕事内容〉の2、〈職場環境〉の1〜3、5、6の項目の点数が高かった人は、燃え尽き症候群に要注意といえます。

自分の許容量を超える仕事をしていても、正当な評価を受けたり、目に見える成果があれば、人間はそれほど心に負担を感じないものです。しかし、自分のやっている仕事の意味や価値がわからず、「どんなにがんばっても意味がないんだ」と考えるようになると、肉体的な疲労だけでなく、心にも疲れがたまってきます。

これは経営者側の問題になるのですが、職場では社員一人一人が正当な評価を受け、仕事の成果を十分に認識できるようなシステムをつくることが重要なのです。

燃え尽き症候群を予防・解消するためには、仕事や職場に問題点がないかどうかを再検討することから始めます。やりがいが見出せないと嘆く前に、自分が達成してきたことを再確認してみましょう。信頼できる上司や同僚に相談したり、今の仕事がどうしても自分に合わないと感じるときは、異動を申し出るのも一つの方法です。

また、職場では人間関係のストレスを抱える人も多いことでしょう。〈職場環境〉の7〜12の項目の点数が高かった人は、まさに人間関係のストレスにさらされているといえます。チェック3のアドバイスを参考に、問題を解決していきましょう。

そのほかにも、仕事や職場には精神的なプレッシャーや肉体的な負担といったストレスがあります。〈仕事内容〉の6、9、〈職場環境〉の4の項目が高かった人は、あまり問題が大きくならないうちに、上手にストレスを解消してください。

なお、PART4では、あなたのストレスの原因となっている問題を解決に導く実践的なアドバイスを紹介していますので、そちらも参考にしてみてください。

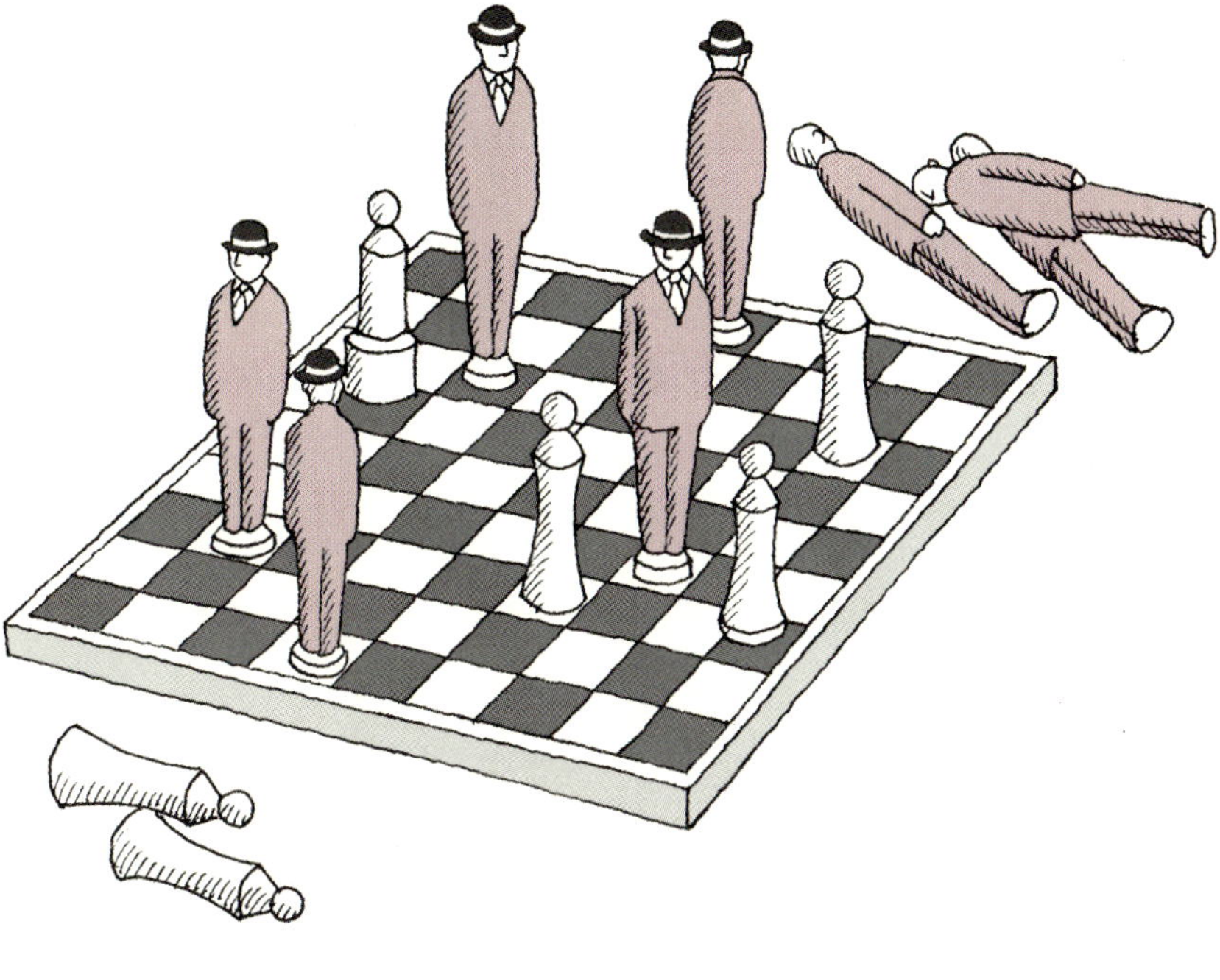

Check 5 最近やけに疲れやすくなっていませんか？

最近1ヵ月の体調について質問します。各質問について、よくある…5点、たまにある…3点、めったにない…1点、まったくない…0点——として、□に点数を記入してください。

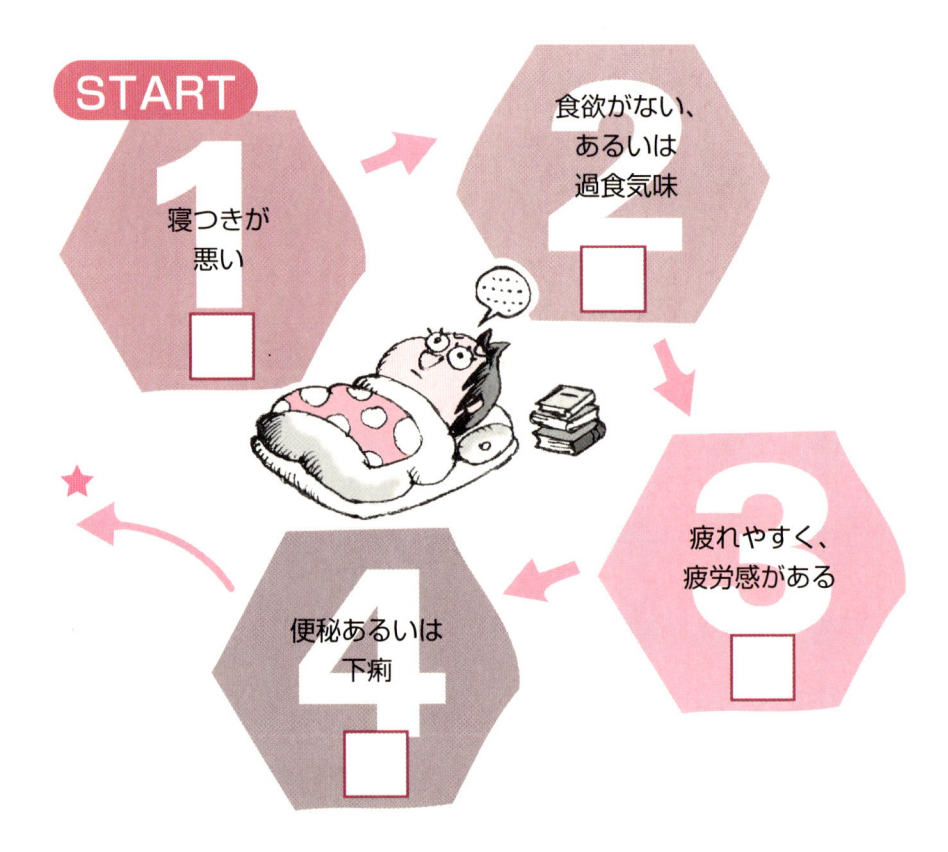

START

1 寝つきが悪い □

2 食欲がない、あるいは過食気味 □

3 疲れやすく、疲労感がある □

4 便秘あるいは下痢 □

★

5 朝、起床時にからだが重い □

6 胃がムカムカする、あるいは痛む □

7 頭痛がする □

8 肩がこる □

9 腰が痛い □

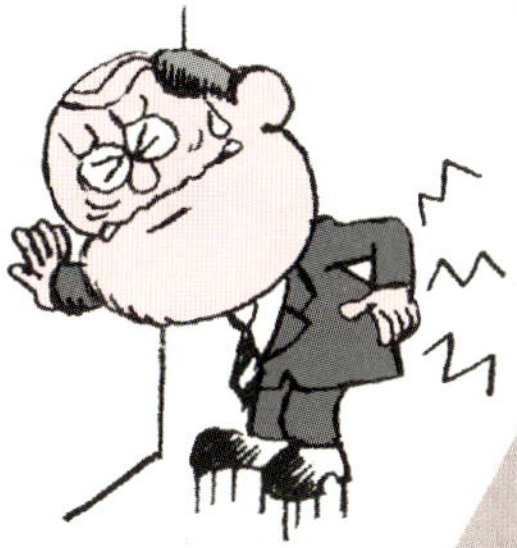

10 （男性のみ）性欲減退あるいは勃起不全
（女性のみ）月経不順 □

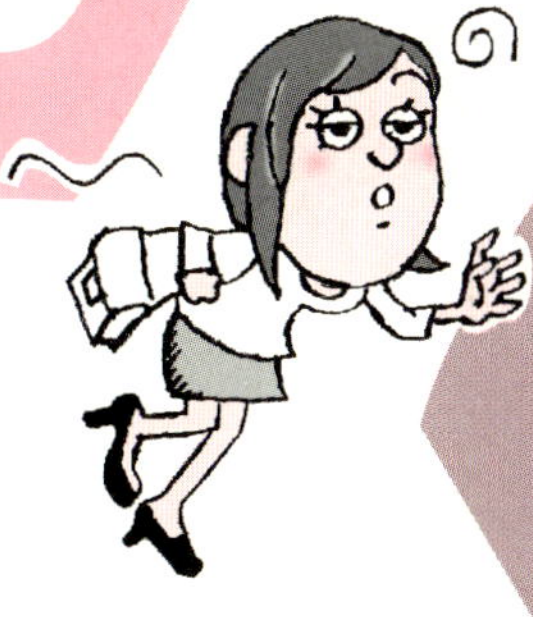

11 めまいがする □

あなたの合計点

点

C5 advice

その不調はストレスが原因かもしれない

からだの不調は心とからだ、両面からのチェックが必要

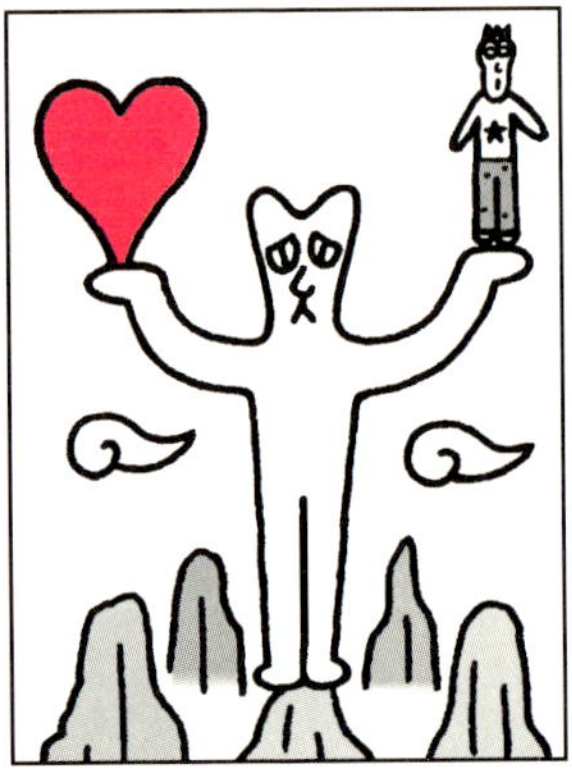

「病は気から」という言葉がありますが、精神的なストレスから体調を崩すケースは少なくありません。休日にゆっくりからだを休めることで、元気を取り戻すことができるうちはよいのですが、ストレスをうまく解消できないでいると、胃潰瘍《かいよう》や高血圧、心筋梗塞《こうそく》などといった「からだの病気」を引き起こすことがあります。このような心がもたらすからだの病気を「心身症」といいます。日頃ストレスを感じ、かつ「チェック5」で9点以上だった人は要注意です。

わたしたちのからだは、「自律神経系」「内分泌系」「免疫系」の3つの働きがバランスを保つことで、健康を維持しています。しかし、ストレスが過剰になると、これらのバランスが乱れるため、からだのあちこちに様々な不調が表われます。

自律神経とは、体温や血圧、性機能、体内の水分、内臓の機能などを調節している神経で、自分の意思とは関係なく働いています。自律神経には、身体機能を促進させる交感神経と抑制させる副交感神経があり、両者はシーソーのようにバランスを保っているのですが、ストレスが過剰になると、こ

チェック5の合計点

4点以下の人……自律神経のバランスは、ほぼ保たれている
5～8点の人……自律神経のバランスが少し気がかり
9～15点の人……自律神経のバランスが乱れ気味
16点以上の人……心身症の危険が高い

のバランスが崩れることがあります。胃腸の働きが亢進《こうしん》されたり、低下したりすると、胃潰瘍や十二指腸潰瘍、便秘や下痢が起こりますし、心臓に負担がかかると、高血圧や心筋梗塞の原因になります。また、頭痛や肩こり、腰痛などにも、ストレスによる自律神経の乱れが関係していることがあります。

そして、この自律神経は自らバランスをとっているのではなく、脳の視床下《ししょうか》部《ぶ》という部分が自律神経の切り替えを行なっています。視床下部は食欲や性欲など本能的な欲求や、からだの機能を調節するためのホルモン分泌も司《つかさど》っており、ホルモン分泌は免疫系の働きにも深く関わっています。

脳がストレスを感じると、視床下部の司令によって自律神経のスイッチが切り替わり、同時に内分泌系や免疫系も作動してからだをストレスから守ろうとします。しかし、長時間ストレスにさらされていると、自律神経系、内分泌系、免疫系がバランスを崩し、内臓の病気だけでなく、食欲不振や過食症、糖尿病やアレルギーなどといった様々な病気や症状を招くことになるのです。

ただし、からだの不調にはストレスが関与しない場合もあります。なんらかの症状がみられるときは、心とからだ、両面からのチェックが必要です。そして、ストレスが関係している、つまり心身症と診断された場合は、からだの治療はもちろんのこと、心理的・社会的な面を見直すことも必要です。

Check 6 心にモヤモヤがたまっていませんか？

最近1ヵ月のことについて質問します。よくある…5点、たまにある…3点、めったにない…1点、まったくない…0点——として、□に点数を記入してください。

START

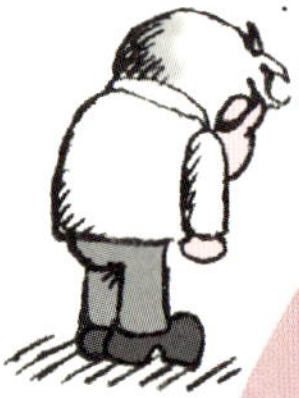

1 身なりに関心を示さない □

2 ささいなことをクヨクヨ気に病む □

3 自分はダメな人間だと思う □

4 将来のことを考えると不安 □

★

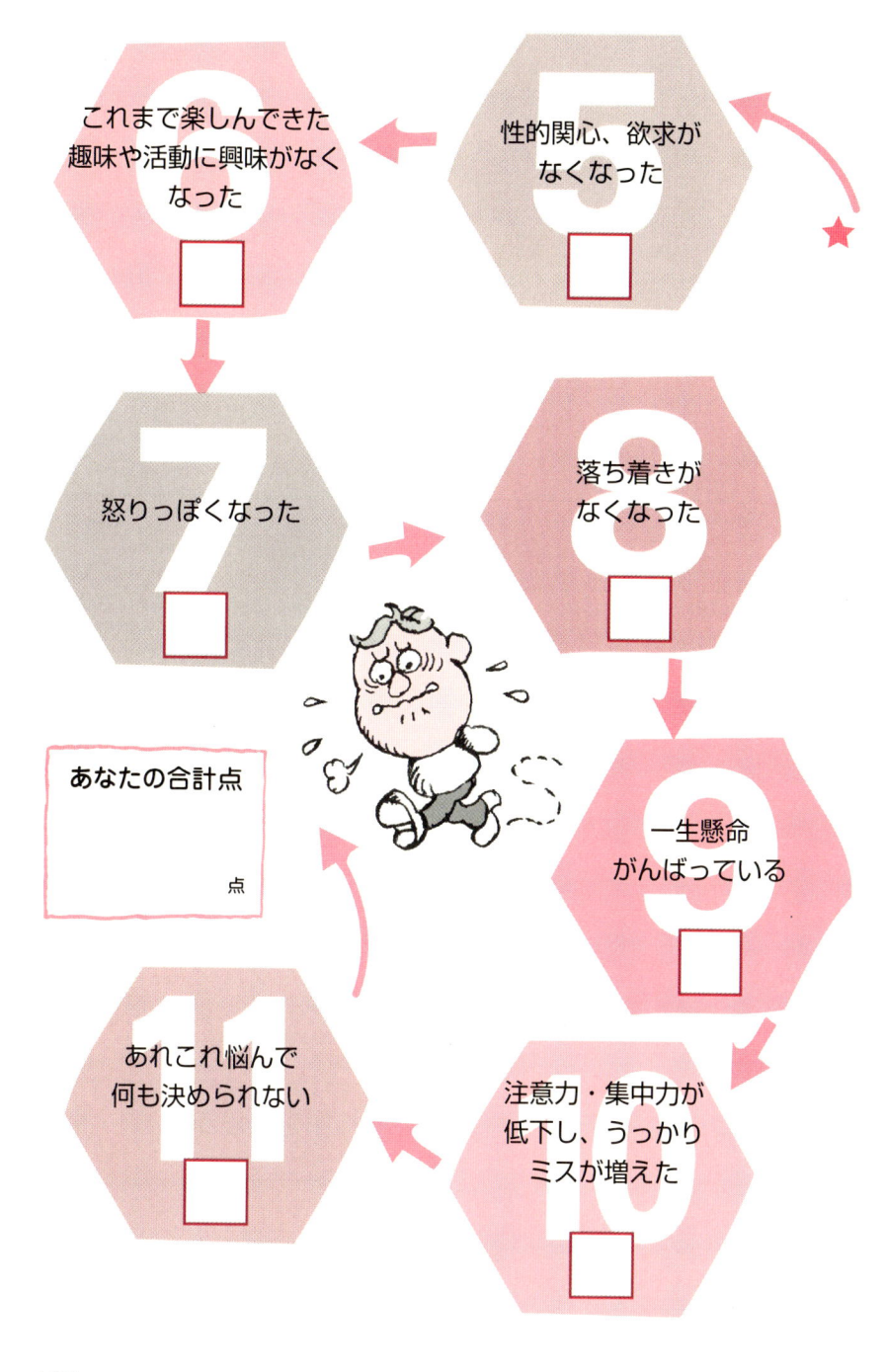

5
性的関心、欲求がなくなった
□

6
これまで楽しんできた趣味や活動に興味がなくなった
□

7
怒りっぽくなった
□

8
落ち着きがなくなった
□

9
一生懸命がんばっている
□

10
注意力・集中力が低下し、うっかりミスが増えた
□

11
あれこれ悩んで何も決められない
□

あなたの合計点

点

C6 advice

ストレスに対する抵抗力が弱くなると心の弾力性が奪われる

心を柔軟にして、マイナス思考から抜け出そう

わたしたちは本来、ストレスに対する抵抗力を持っています。職場でストレスを感じたとき、人間関係を改善しようと試みたり、仕事のやり方を変えてみたりするのは、一つの防御反応の表われです。また、ストレスがたまったときは、ストレス解消のためにスポーツをしたり、旅行に行ったり、上司や同僚、親しい人などに相談するなど、なんらかの行動に出るものです。

こうして考えると、ストレスというのは前向きな行動を起こすきっかけになるといえます。適度なストレスは、人が成長していく上で重要な役割を果たしているのです。

しかし、長時間強いストレスにさらされていると、ストレスに対する抵抗力が弱くなり、柔軟な対応ができなくなることがあります。すると、ストレスを解消するどころか、物事を悲観的にしか考えられなくなり、「どうせ自分はダメな人間だから、何をやってもムダだ」と無気力になります。やる気がないので、何をやってもはかどらず、ミスも多くなります。

チェック6の合計点

11点以下の人………心の弾力性90%以上
12〜16点の人………心の弾力性70%
17〜21点の人………心の弾力性40%
22点以上の人………心の弾力性10%以下

このチェックで22点以上だった人は、ストレスに対する抵抗力が弱くなり、心の弾力性が失われているのかもしれません。チェックの項目は、意識しなければ気づかないような何気ないことばかりですが、かたまった心が発信しているSOS、さらには「うつ病」のサインなのかもしれないのです。

心の弾力性を取り戻すためには、マイナス思考に陥っていることに早く気づくことが大切です。先に行なった人間関係、仕事・職場のチェックを振り返り、どんな出来事や状況がストレスになっているのかを考えてみましょう。そのときあなたはどんな風に考え、行動していたかを思い出してみてください。そして、悲観的な考えを捨て、合理的で柔軟な考えに変えていきます。

たとえば仕事でミスをして上司にひどく叱られたとします。そのとき、「自分はなんてダメ人間なんだ。何をやってもうまくいかない」と考えていたとしたら、「やってしまったことはクヨクヨ悩んでも仕方がない。これからはミスをしないよう、仕事のやり方を見直してみよう」などと、前向きな考えに変えてみるのです。それで気持ちが少しでも楽になっていれば、今後も同じような考え方をしていけばよいのです。しかし、どうしてもマイナス思考から抜け出せない、問題を直視することすらできないという場合は、早めに専門家に相談することも必要です。

ストレスの現状を客観的に把握しよう

●ストレスの強さ、原因、心の状態を知る

PART2では、心の状態、人間関係や仕事の問題、からだの調子などを探ることで、ストレスの現状をチェックしてみました。どんなことがストレスになっているのか、またそのストレスはどのくらい心やからだに影響を与えているのか。おおまかな現状が把握できたことでしょう。

心の不安や悩みというのは、様々なストレスによってもたらされています。そのため、心の問題を解決するためには、ストレスの現状を知ることが不可欠なのです。

複雑化する現代社会には、あらゆるストレスが蔓延《まんえん》しています。まったくストレスのない生活というのは、まず不可能でしょう。そんな中でも、もっとも人々を悩ませているのが、職場や家庭の人間関係や仕事の問題です。

人間関係の悩みというのは、相手との関係を断たない限り、延々と続くことが多いものです。とくに日本人は言葉による直接的なコミュニケーションを苦手とするせいか、相手に対する思いをなかなか口に出すことができません。すれ違った心を摺《す》り合わせるには、思いを言葉で伝えるのが一番の早道ですが、それができないと溝がどんどん深まり、ストレスも増していきます。

一方、仕事に関するストレスというのも、ビジネスマンにとっては避けては通れないものでしょう。ただ、仕事のストレスは、がむしゃらにがんばる人ほど気づかない、あるいは気づかない

ふりをしてしまうことが多く、知らず知らずのうちにストレスが膨らんでいくことがあります。ストレスをそのままにしてがんばり続けると、先に述べた「燃え尽き症候群」につながることもありますから、コントロール感覚を失う前に、ストレスに気づく必要があるのです。

ただ、今回のチェックの結果は、あくまでも現在のあなたの状況に過ぎません。今後、職場や家庭の環境などが変われば、当然ストレス状況は変化してきます。このパートのチェックは、1度だけで終わらせず、定期的にストレスの現状をチェックするようにしてください。

さて、ストレスの現状を把握できたところで、次はそのストレスがまぎれもない事実によってもたらされているものなのか、それとも、あなたの思い込みが生んだものなのかを、客観的に検証していかなければなりません。

そこで、PART3では、あなたが現実をどのように解釈しているのか、その解釈はあなたの感情にどんな影響を与えているのかを探っていきます。人の解釈と現実とのギャップがわかれば、ストレスの正体が見えてくるかもしれません。ページをめくって、あなたの知らないもう一つの現実をのぞいてみましょう。

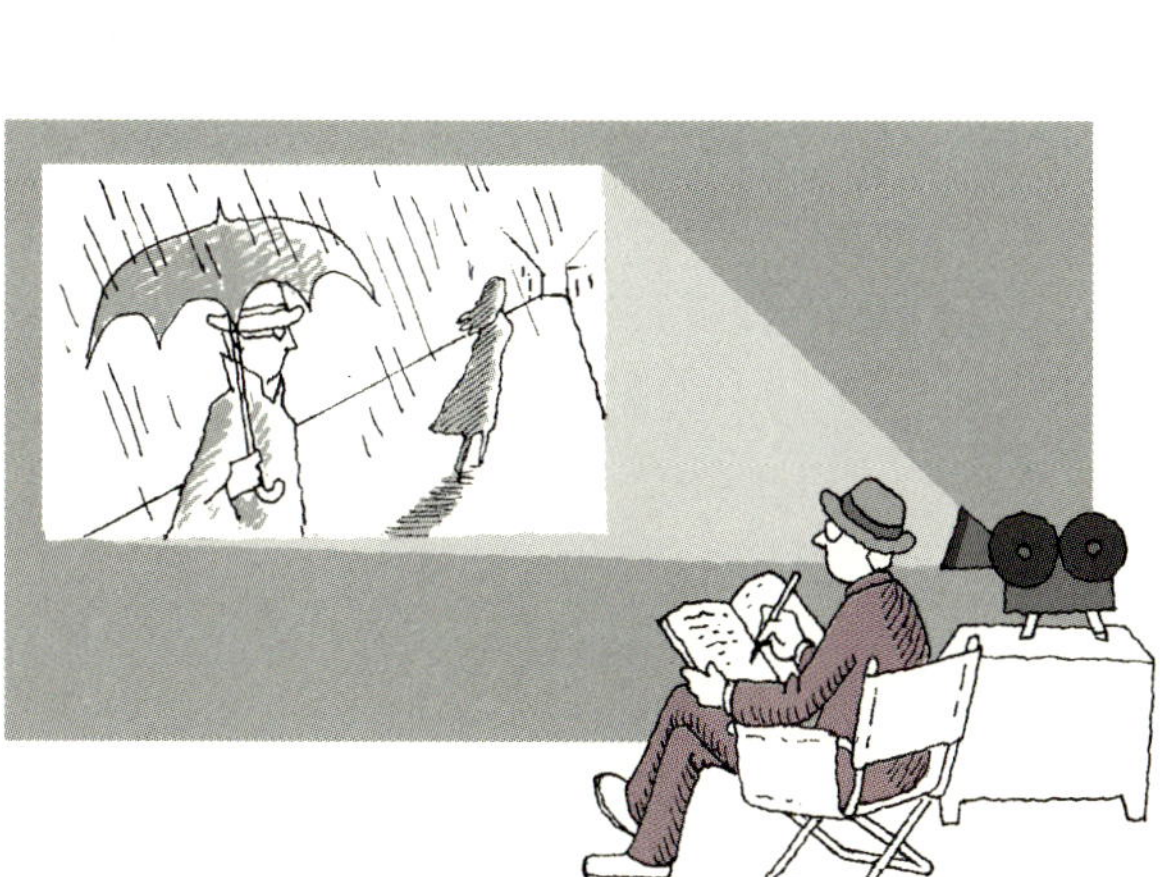

Relax time 2

この絵に自分の好きな色をつけてみませんか？

わたしたちはいろいろな色に囲まれて暮らしていますが、色彩は心に大きな影響を与えます。たとえば赤やオレンジ、黄色などの暖色系の色は、やる気をアップさせるといわれています。一方、青や水色、緑などの寒色系の色には、心を安定させる効果があります。また、ピンク色は若さや美しさ、優しさの象徴といわれ、黄色は笑いや無邪気さをイメージさせます。

こうした色を次の絵に塗って、今のあなたの言葉にできない感情を表現してみましょう。

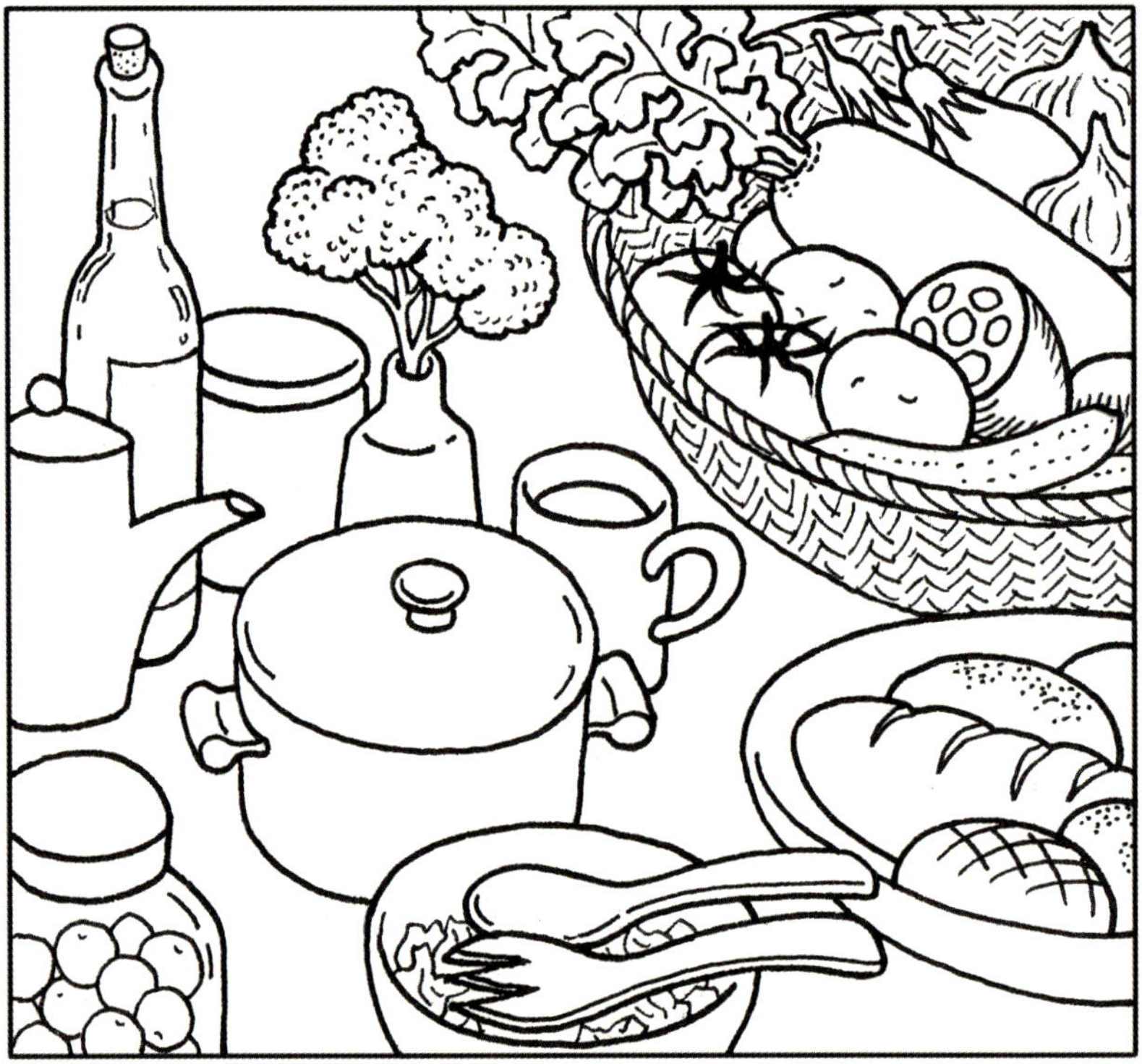

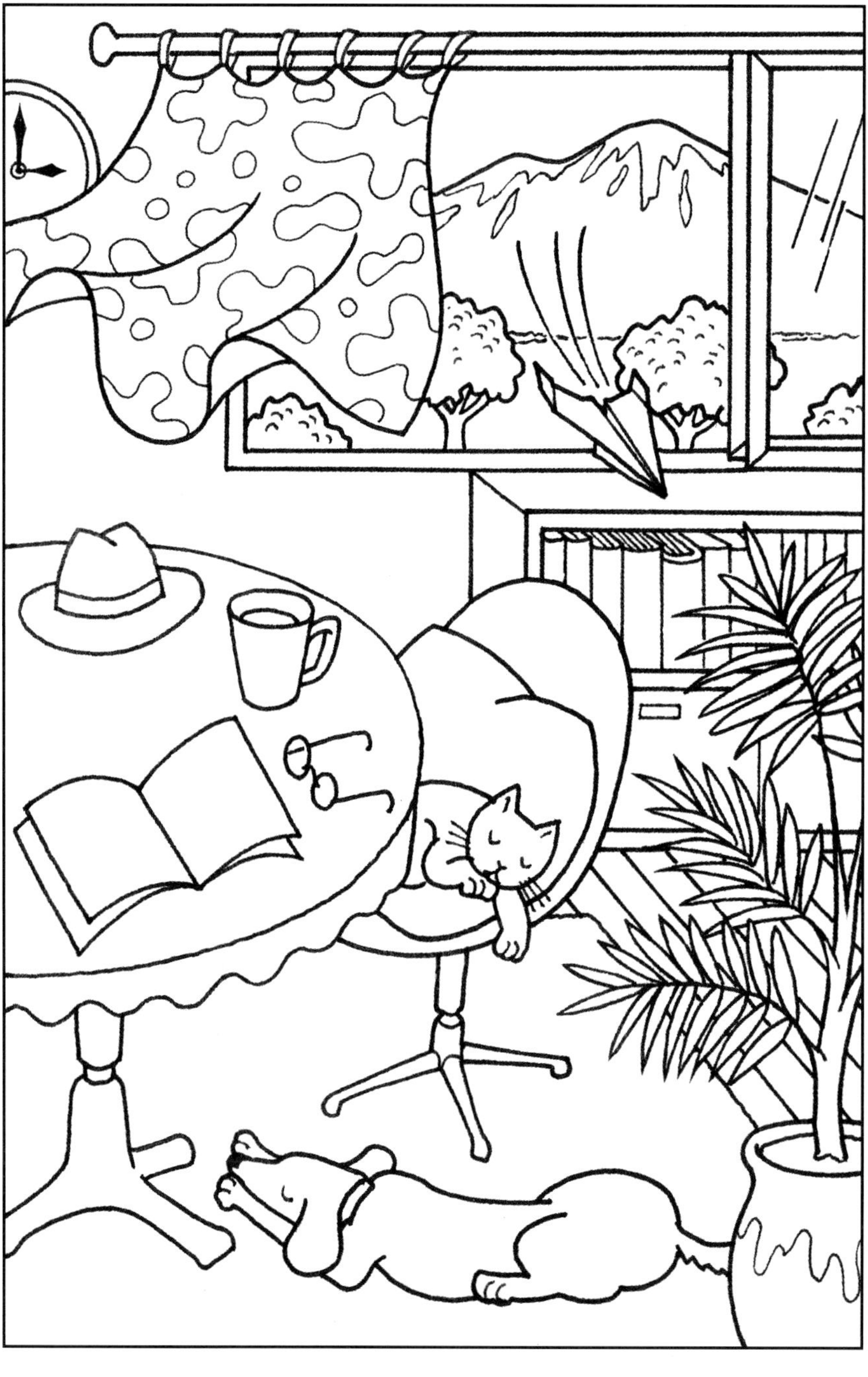

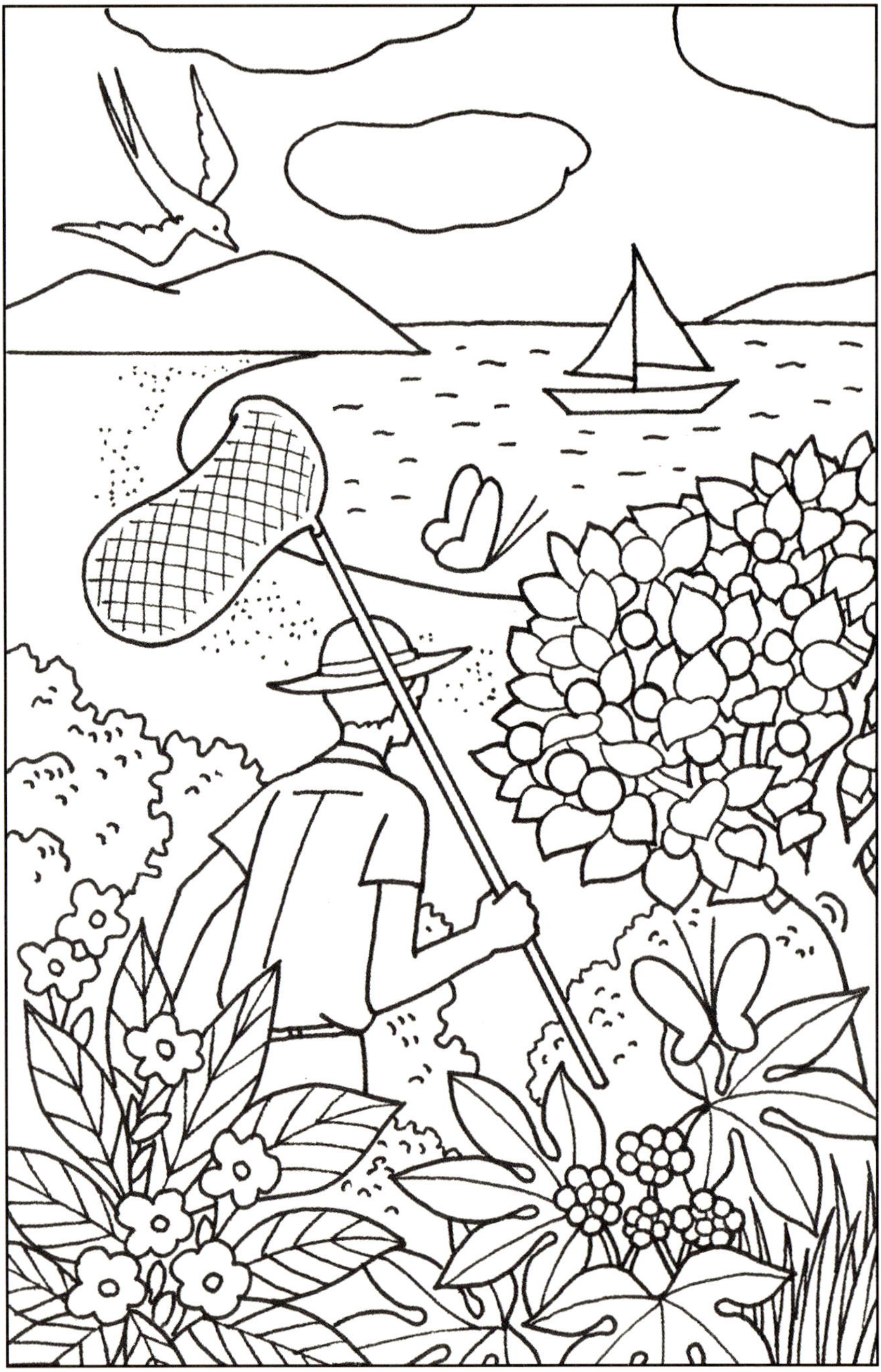

PART 3

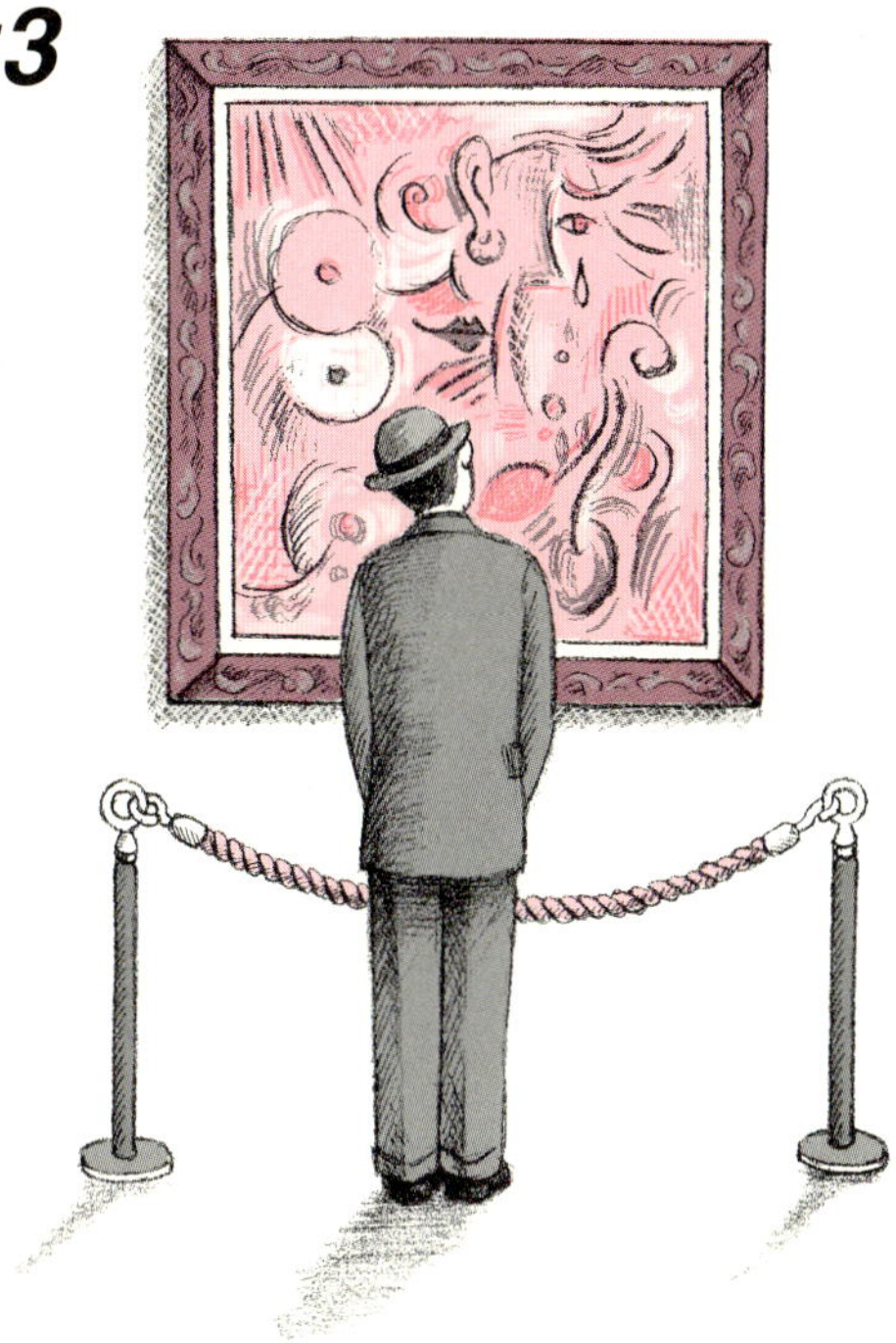

あなたには、この絵がどんな場面に見えますか？

人は目の前の現実を〝思い込み〟によって解釈しがちです。
そして、ときにその解釈は、
気分や感情にマイナスの影響を与えることがあります。
自らの〝思い込み〟がストレスを生み出しているかもしれないのです。
パート3では、いくつかのイラストを使って、
〝思い込み〟と現実のギャップを実際に体験してみましょう。

Q1. まちがいを探し出すことができますか？

A

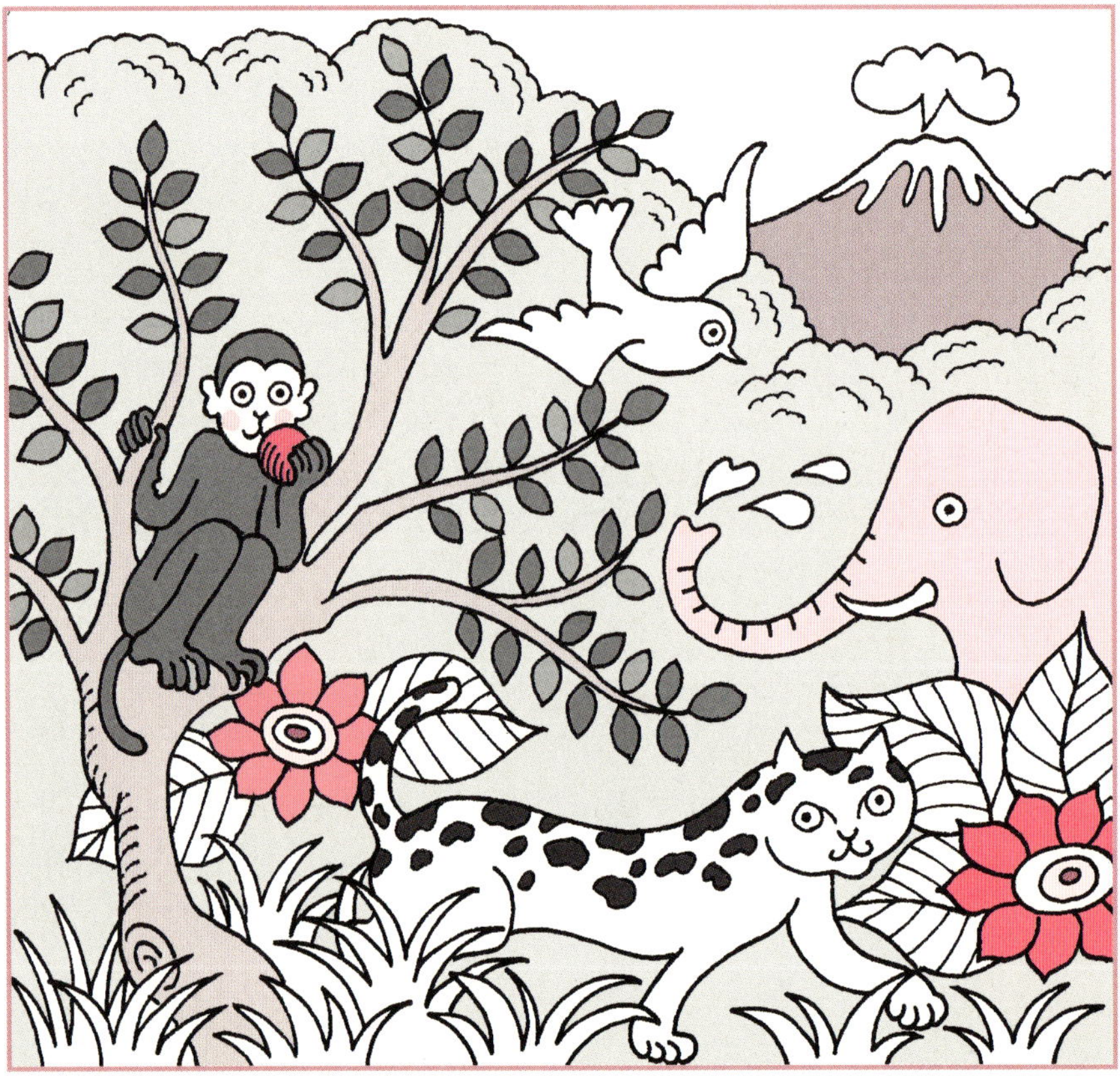

今から「まちがい探しゲーム」をします。AとBのイラストを見て、まちがっているところがあれば、その部分を○で囲んでください。制限時間は10秒です。さあ、始めましょう！

B

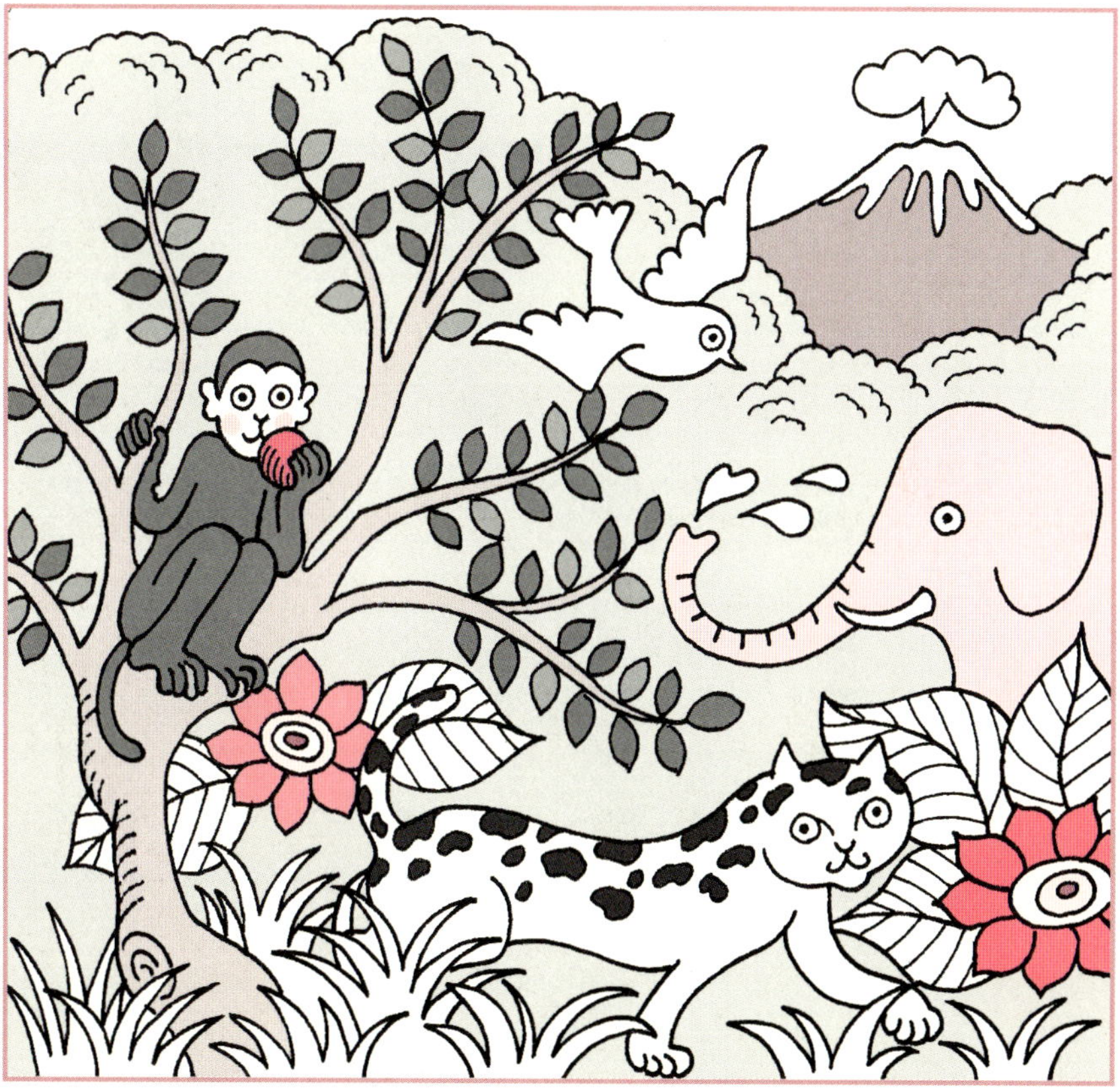

Q1 advice

固定観念をいったん捨てて、客観的に現実を見つめてみよう

〝思い込み〟が現実を歪《ゆが》めているのかもしれない

テストの2つのイラストは、どこがまちがっていたのでしょう? あなたは、まちがいを見つけることができたでしょうか?

正解からいうと、実は2つの絵にまちがっている箇所は一つもありません。AとBのイラストはまったく同じものなのです。

このようにいうと、「まちがい探しゲームじゃなかったのか?!」と憤慨《ふんがい》されるかもしれませんが、テストの質問には、「まちがっているところがあれば、その部分を○で囲んでください」とあったはずです。「まちがいがある」とはひと言もいっていません。

そう、これはまさに「ひっかけ問題」。「まちがっているところがあるかどうか」を探すゲームだったのです!

「まちがい探しにはまちがいがある」という前提があると、このようなひっかけ問題に答えることはできません。「まちがいがあるにちがいない」という思い込みが、現実を歪めて解釈させているので、なかなか真実が見えてこないのです。このテストでは、あるはずのないまちがいを探してイライラしてくる人もいたでしょう。

一方で、質問文の「まちがっているところがあれば～」の部分に着目し、質問の意図をすばやく読み取ることのできた人もいたはずです。そのような人は、非常に柔軟な思考の持ち主といえます。固定観念に縛られずに物事を考えられるので、比較的自由な解釈をして、気分や感情をコントロールすることができます。

さて、このようなことは、日常生活のいたるところで見られます。わたしたちは常に現実を正しく見ているような気がしていますが、人間は現実をそのまま客観的に見ているわけではありません。

現実を認知するのは、その人の思考です。たとえば同じ状況にいても、楽しいと感じる人もいれば、不愉快だと感じる人もいます。そのときの状況をどう認知するかによって、気分や感情は大きく左右されるのです。

ストレスをため込みやすい人というのは、現実をマイナスに歪めて認知しがちです。しかし、自分ではそのことになかなか気づかないものです。

いつもマイナスの感情にとらわれている人は、「まわりはこう思っているにちがいない」「自分は人より劣っているにちがいない」、そんな思い込みに縛られていませんか？　頭を柔軟にして、現実を客観視すれば、これまでとはちがった新しい事実が見えてくるかもしれません。

Q2 この絵を見て、どんな気分になりましたか？

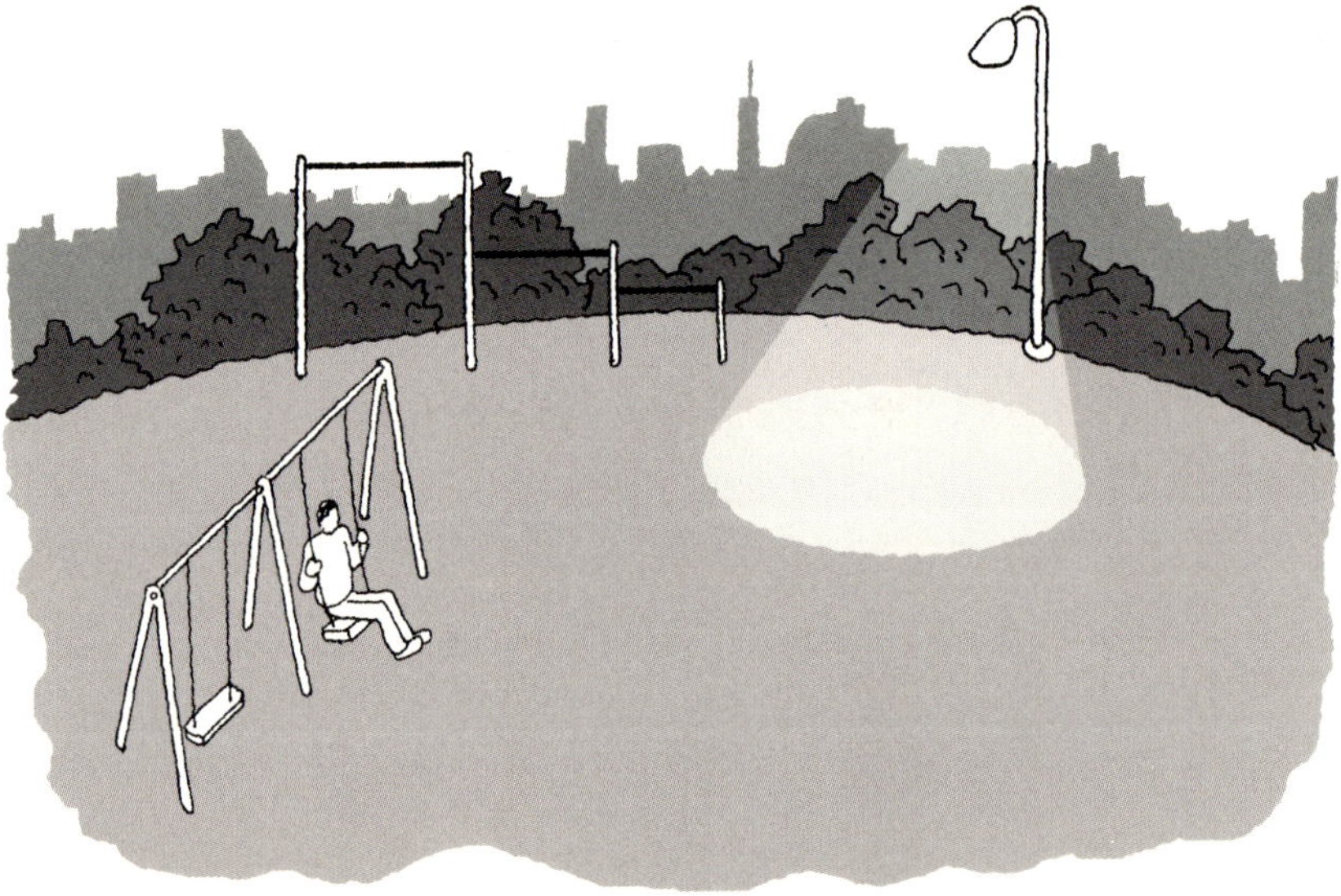

夕暮れどき、ひと気のない公園で、たったひとりでブランコをこいでいる人がいます。この人はどんな表情をしているでしょうか？　左ページの3つの表情から選んでください。

1 笑顔

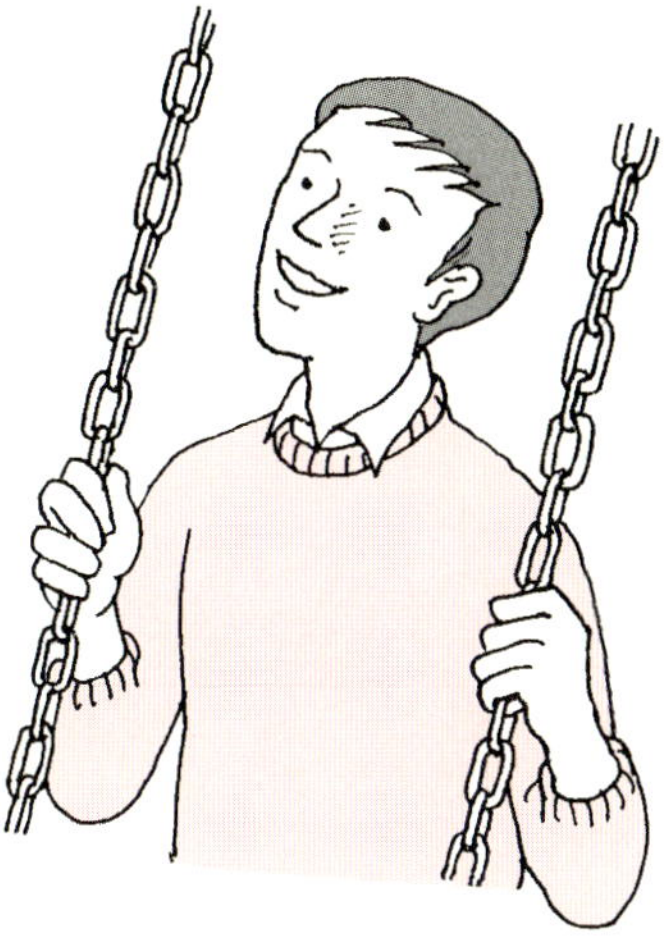

2 泣き顔

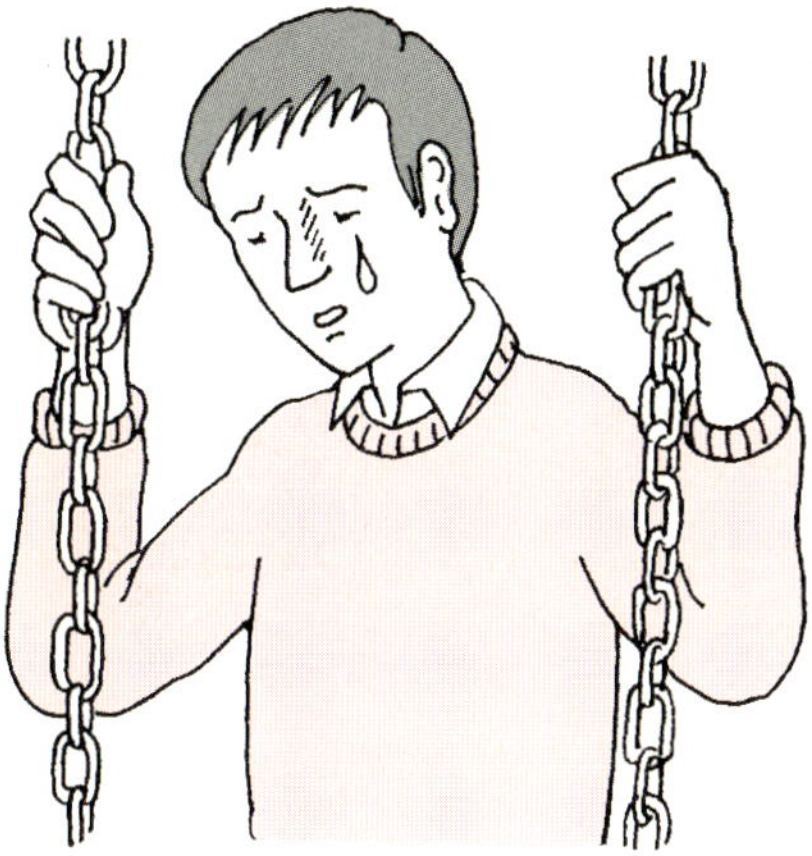

3 もの思いにふけった顔

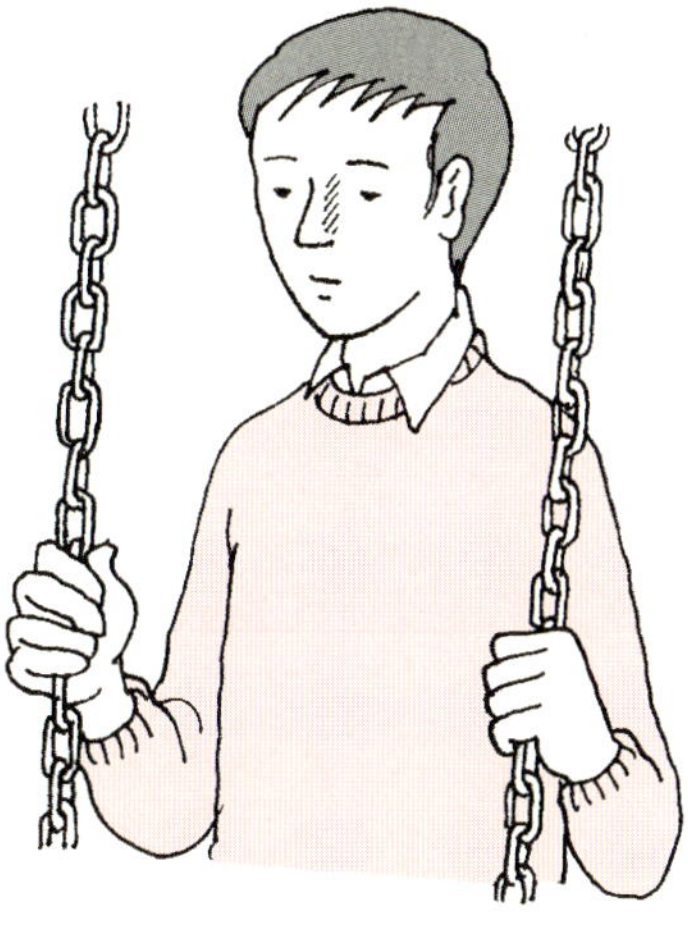

あなたが
選んだ表情は…

Q2 advice

ものの見方を少し変えれば、状況がよくなることもある

状況をよくするも、悪くするも、自分自身の解釈次第

本テストでは、「夕暮れどき」「ひと気のない公園」「たったひとりでブランコをこぐ」という、一般的にはもの悲しさを連想するシチュエーションをどう解釈するかがポイントとなります。

わたしたちは、現実を過去の記憶や経験と結びつけて解釈しがちです。たとえば幼い頃に両親が共働きだった人は、ひとり公園で母親を待つ寂しさを思い出し、2の泣き顔を選んだかもしれません。

しかし、ブランコをこぐ人物が同じ子どもだとしても、少し見方を変えれば状況が変わります。「今日の夕飯は好物のカレーライス！　待ちどおしいな」と、笑顔でブランコをこいでいるかもしれないのです。

また、ブランコをこぐ人物に現在の自分を当てはめた人もいるでしょう。仕事がうまくいっていないなど、よくないことが続いている人は、「この寂しい情景は今の自分にピッタリだ」と思い、人生を

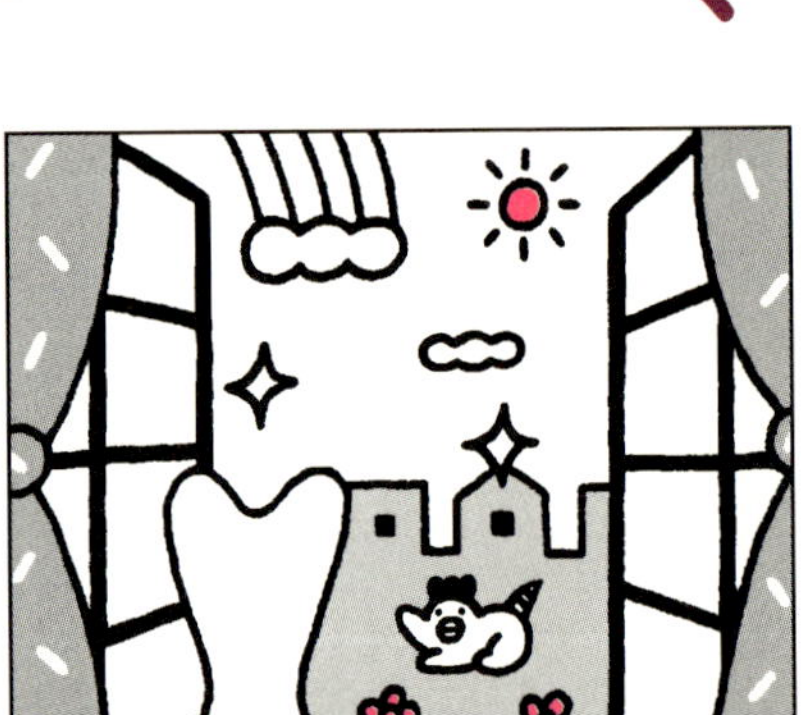

悲観する自分を当てはめて2の泣き顔を選んでしまいます。悩みごとを抱えている人は、3のもの思いにふける表情を選ぶかもしれません。

しかし、「今日もいい一日だった。明日もがんばるゾ！」と、明るい未来を想像しながらブランコをこぐ自分を当てはめて、1の笑顔を選ぶ人もいるはずです。

このように、テストの状況をどう解釈するかによって、選ぶ表情はちがってきます。楽しい状況だと解釈すれば1の笑顔を、悲しい状況だと解釈すれば2の泣き顔を、不安を感じる状況だと解釈すれば3のもの思いにふける顔を選ぶでしょう。

逆にいえば、笑顔を当てはめれば、もの悲しさを感じる状況も明るくなるということです。泣き顔やもの思いにふける顔を選んだ人は、「なんとなく寂しい情景だから、そこにいる人物も悲しい気分のはず」という思い込みをいったん捨てて、笑顔でブランコをこぐ人物を想像してみてください。希望に満ちた明るいイラストに見えてきませんか。

この方法は、日常生活にも応用できます。普段から物事をマイナスにとらえがちな人は、ものの見方を少し変えてみてはどうでしょうか。本テストのように、つらいと感じる状況にも笑顔を当てはめてみるのです。あなたが見ている不満だらけの現実は、思い込みが作り上げた幻想に過ぎないのかもしれません。

心を白紙にして、これまでとはちがった解釈で目の前の現実を見つめてみましょう。状況を悪くしているのがあなた自身の思い込みだとしたら、マイナスをプラスに転じるのは、そう難しいことではないはずです。

Q.3 こんなとき、あなたはどんな気分になりますか？

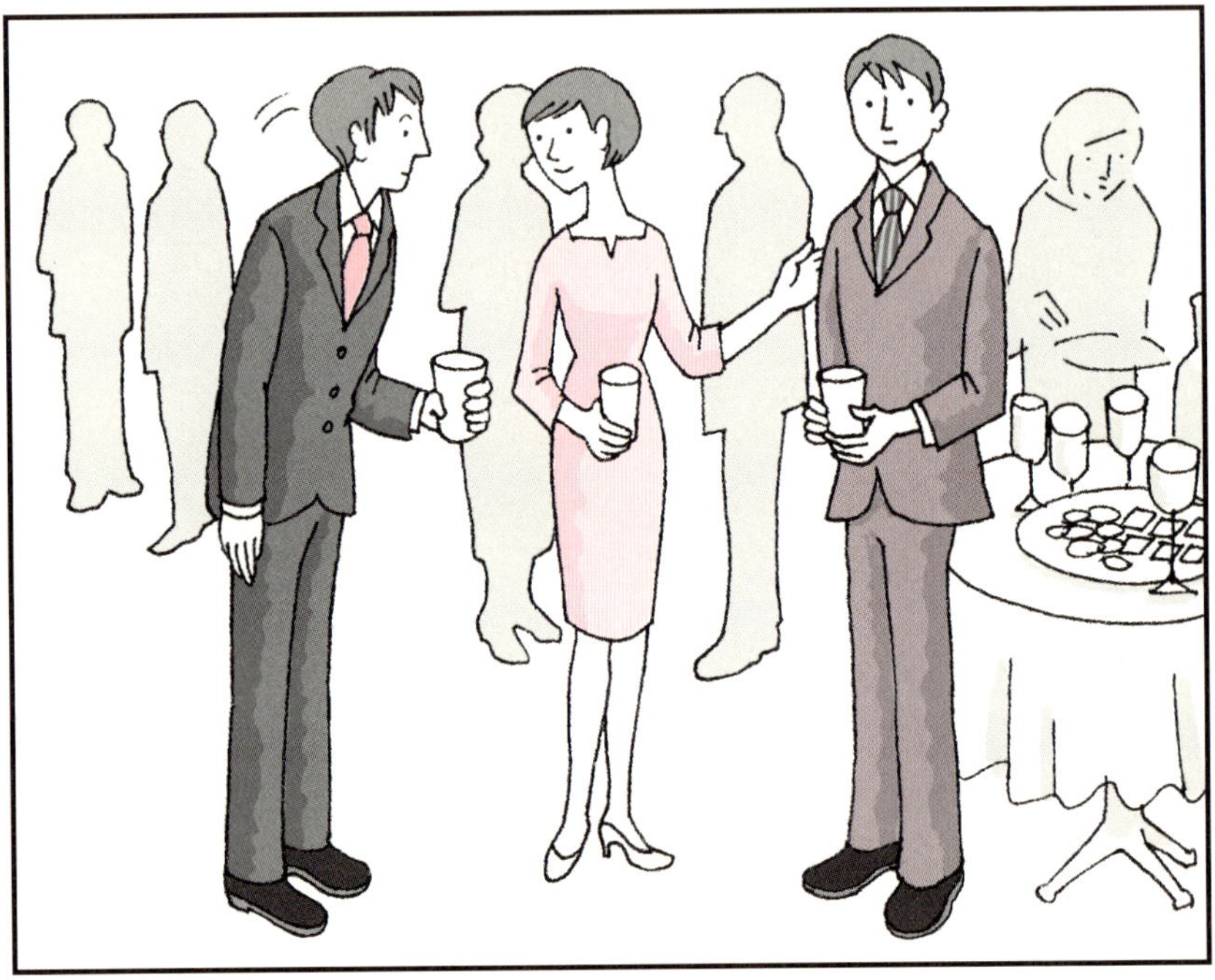

パーティーの席である人を紹介されたあなた――。でも、その相手の人はあなたの顔を見ようとしません。あなたはどう思いますか？　イラストを見て頭に浮かんだ考えと、そう考えたときの気分を各選択肢から１つずつ選んでください。

イラストを見て、頭に浮かんだ考えは？

1 私は侮辱されている。失礼な奴だ。

2 私には興味がないのだろう。私はどうせつまらない人間だ。

3 内気な人だから、相手の目を見て話すのが苦手なんだろう。

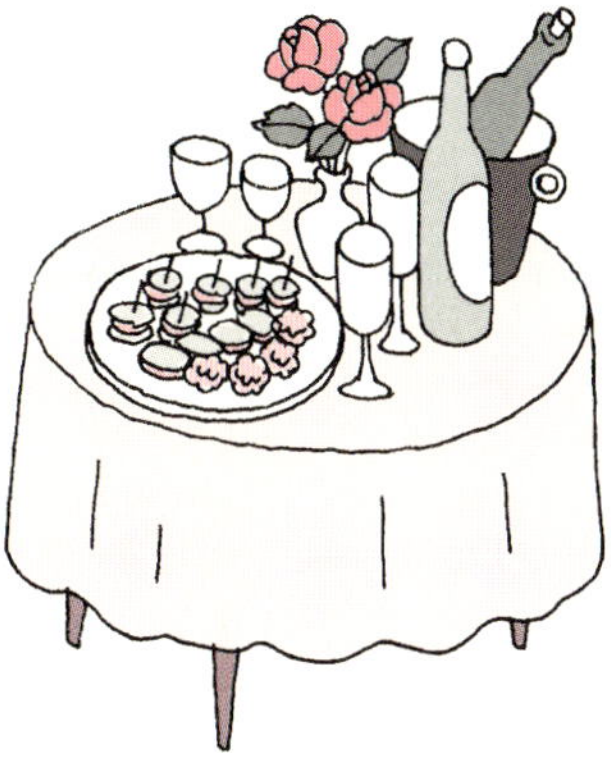

回答

そう考えたときの気分は？

A イライラする

B 不安になる

C 悲しくなる

D 相手を気づかう

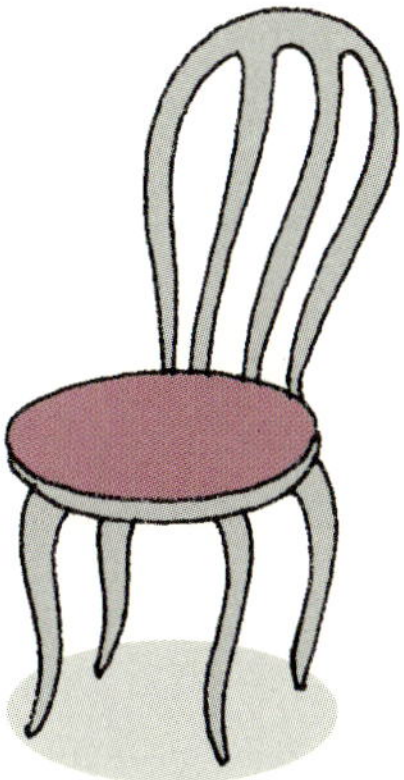

回答

Q3 advice

イヤな気分は思考から生まれる

思考を少し変えれば、気分もコントロールできる

人はその時々の状況によって気分が高揚したり、落ち込んだりします。しかし、気分は状況に応じて自然に決まるわけではありません。同じ状況でも、その日によってちがった気分になるということは、誰もが体験していることでしょう。

わたしたちがある気分を体験しているときは、それに結びつく思考がもとにあり、気分はその思考によって決まります。

本テストのように、パーティーの席で顔をそむけられるというのは、あまり気分のいいものではありません。1のように「侮辱されている」と考えた場合の気分は、おそらくAの「イライラする」でしょう。つまり、侮辱されていると考えるから、相手に対してイライラするのです。

では、2のように自分に問題があると考えた場合はどうでしょうか。相手に対してイライラするよ

りも、自分に自信がなくなり、悲しくなったり、不安になったりするでしょう。

一方で、3を選んだ人はもっとも気分が安定しているといえます。イライラや悲しみ、不安といったマイナスの気分にはならず、相手を気づかう気持ちになっているはずです。

こうしてみると、同じ状況でも、考え方がちがえば気分も変わるということがよくわかります。そして、イヤな気分が強いと、考え方も極端に悪い方へ悪い方へと向かいがちです。思考は気分を生みますが、思考と気分は相互に影響を与えながら増幅していくのです。

現実にこのような状況に置かれたとき、1のように考えてイライラが頂点に達すると、「失礼じゃないか」と、言い争いにまで発展してしまうかもしれません。また、2のように考えて自分を責めすぎると、せっかくのパーティーを楽しむことができなくなります。

そこで、マイナスの気分になったときは、まずは自分の思考を確認して、別の考え方ができないかを検討してみるとよいでしょう。1や2を選んだ人も、イライラしたり、不安になったりする前に、3のように考えてみると気分が落ち着くことがあります。

誰もがイヤな気分になるような状況でも、前向きな思考で乗り切れる人と、どんどん落ち込んでストレスをためてしまう人がいます。なかなか難しいことではありますが、思考をコントロールすることで、気分をコントロールすることもできるということです。

ただ、イヤな気分から逃れることだけを考えて、常に思考を曲げてばかりいるのはよくありません。ときには現実と闘うべきこともあるからです。気分を楽にするための一つの方法として、思考と気分のつながりというものを覚えておきたいものです。

Q4 コップに半分のミルクをどうとらえますか？

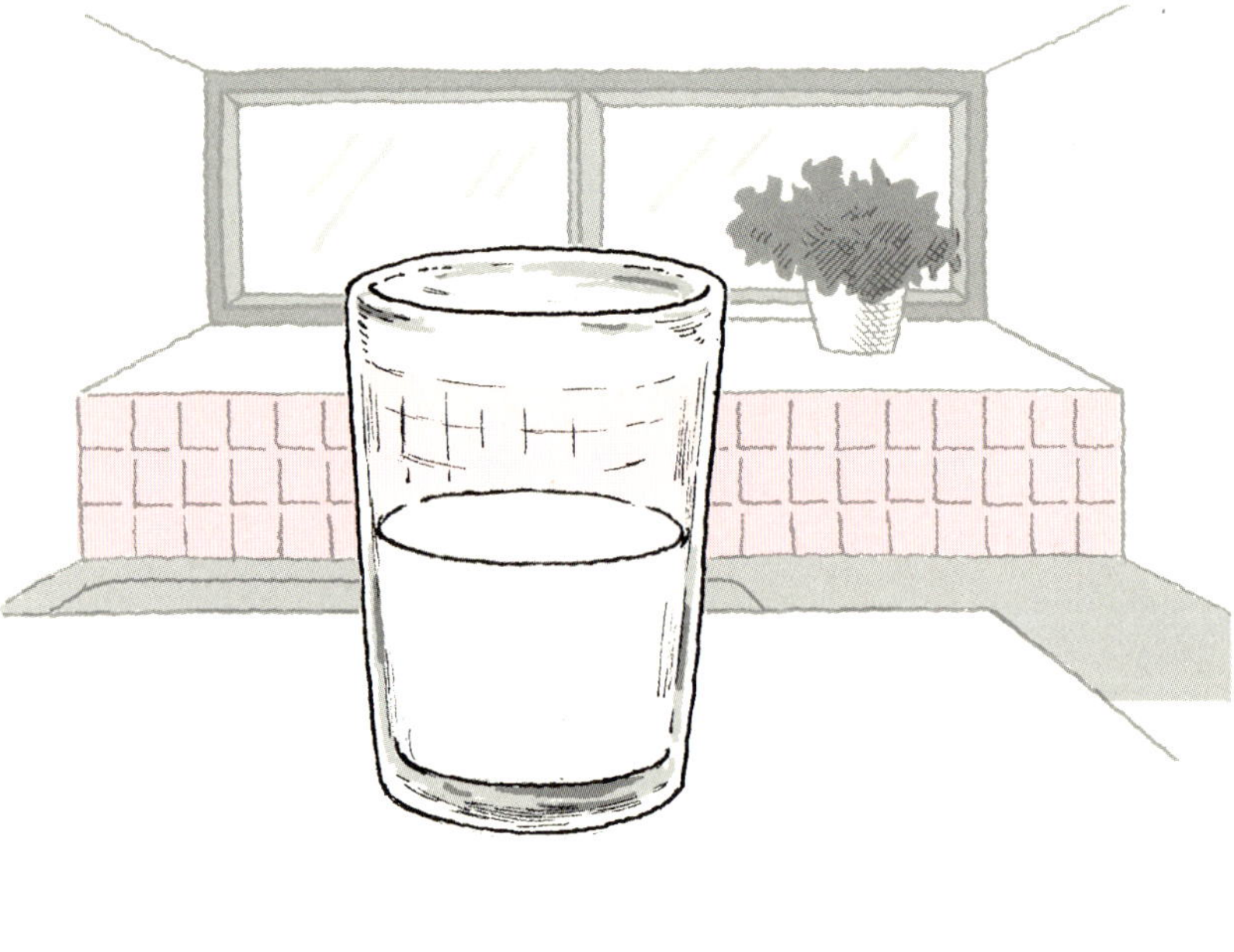

コップにミルクが半分入っています。あなたはこれを見て、どう思いますか？　「半分しか入っていない」と思ったときの気分と、「半分も入っている」と思ったときの気分を、それぞれ回答欄に書いてみてください。

「コップにミルクが半分しか入っていない」

●あなたの気分は？

回答欄

「コップにミルクが半分も入っている」

●あなたの気分は？

回答欄

Q4 advice

視点を180度変えてみると、気分もガラリと変わる

満足度のハードルを少し低くしてみよう

ある状況に満足できるか、不満に思うかは、その状況を見つめる視点によって異なります。

コップにミルクが半分入っているという状況も、「半分しか入っていない」ととらえるか、「半分も入っている」ととらえるかによって、満足度は180度変わってきます。「半分しか入っていない」ととらえた場合は、「不満」または「不機嫌」な気分になるでしょうし、「半分も入っている」ととらえれば、「満足」または「うれしい」気分になるはずです。

テストのような状況をに置かれたとき、まず「半分しか入っていない」と思った人は、「半分というのは満足できる状態ではない」という決めつけがあると考えられます。この決めつけも、現状にとどまらず、常に上を目指すという向上心につながるのであればよいのですが、中にはなんの努力もせず、「自分はいつも損している」と、不満ばかり抱えている人もいます。このような人は、何事も完璧でな

いと満足できず、物事を悲観的に考えるタイプといえます。

そこで、視点を180度変えて、「半分も入っている」ととらえてみると、意外に気分が楽になることに気づくものです。日常生活でも、「～しかない」ととらえていたことを、「～もある」に置き換えてみると、不満が満足に変わることがたくさんあるはずです。

たとえば「睡眠時間は8時間」と決めている人が不眠に陥ったとき、「4時間しか眠っていない」と思うか、「4時間も眠れた」と思うかによって、翌朝の気分はずいぶんちがってくるものです。スッキリした気分で一日を過ごすなら、「4時間も眠れた」という視点で考えるべきでしょう。

逆に、常に半分の状態に満足している人は、ときには100%を目指してがんばることも必要です。仕事や勉強の目標を50%しか達成していないのに、常にそれでよしとしているとしたら、一度視点を変えてみるべきです。「50%しか達成していないから、もう少しがんばってみよう」と、前向きな気持ちになれるはずです。

このように、自分の心の中にある〝決めつけ〟を、別の視点から見直してみると、気分や感情もガラリと変わるということがよくわかります。

しかし、人はある視点からだけ見つめるクセがついていると、なかなか視点を変えることができません。ときには、意識的に視点を変えて、心の中の〝決めつけ〟を問い直すことも必要です。

さて、PART3では、イラストを見ながら、思考による気分や感情の変化を体験していただきました。次のPART4では、あなたが実際に体験したことや感じていることをもとに、あなたの認知が現実と一致しているかどうかを検証し、現実問題の解決方法を探っていきましょう。

PART3のポイント

気分をつらくするのも楽にするのも自分次第

●ときには現実を都合よく解釈して、気持ちを軽くしてみよう

PART3を通じ、ある状況に置かれたとき、その状況をどうとらえるかによって気分がずいぶん違ってくるものだ、ということがおわかりいただけたと思います。テストでは思考と気分のつながりを理解していただくために、あえてマイナスにとらえられがちな状況を取り上げてきましたが、このようなマイナスの状況もプラスに変えることができるのですから、あいまいな状況はさらにプラスに転換しやすいといえます。

しかし、世の中にはあいまいな状況も、プラスにとらえるべき状況も、すべてマイナスにとらえてしまう人がいます。とくに心に不安や悩みがあると、現実を見つめるレンズが曇ってしまうため、青く晴れた空も、曇ったグレーの空に見えてしまうのです。

ならば、現実を見つめるレンズに明るい色のフィルターをつけてみてはどうでしょうか。いつも物事を悲観的にしかとらえられない人は、マイナスの状況を、意識して楽観的に解釈してみるのです。人が成長するためには、つらい状況を正面から受け止め、乗り越えることも必要ですが、マイナスの感情に押しつぶされそうになったときは、現実を都合よく解釈してしまえばよいのです。

●悲観的な思考パターンから抜け出せば、現実を明るく解釈できる

現実を悲観的に解釈する人たちは、頭の中に悲観的な思考パターンができあがっており、その思考パターンが自動的にマイナスの感情を引き起こしているといいます。たとえば失敗をしたとき、悲観的に解釈する人たちは、現時点で実行不可能なことを考えてしまいます。また、過去の失敗体験を思い出し、失敗の原因を運命や遺伝など、自分ではどうしようもないことに求めます。そして、いつも悲惨な未来を想像してどんどん不安になってしまうのです。

同じような状況でも、現実を常に楽観的に解釈できる人たちは、現時点で実行可能なことを考えます。そして、過去の成功体験を思い出し、失敗したのはそのときの対処法がたまたままちがっていたからだと考え、明るい未来を想像するのです。

思考パターンは、訓練すれば脳に覚え込ませることができます。つまり、悲観的な思考パターンに陥っている人は、楽観的な思考パターンを真似すればよいのです。

現実を明るく解釈できるようになれば、不安や悩みからも解放されます。PART4では、実際にあなたが直面している問題を取り上げ、より実践的な解決方法を探っていきましょう。

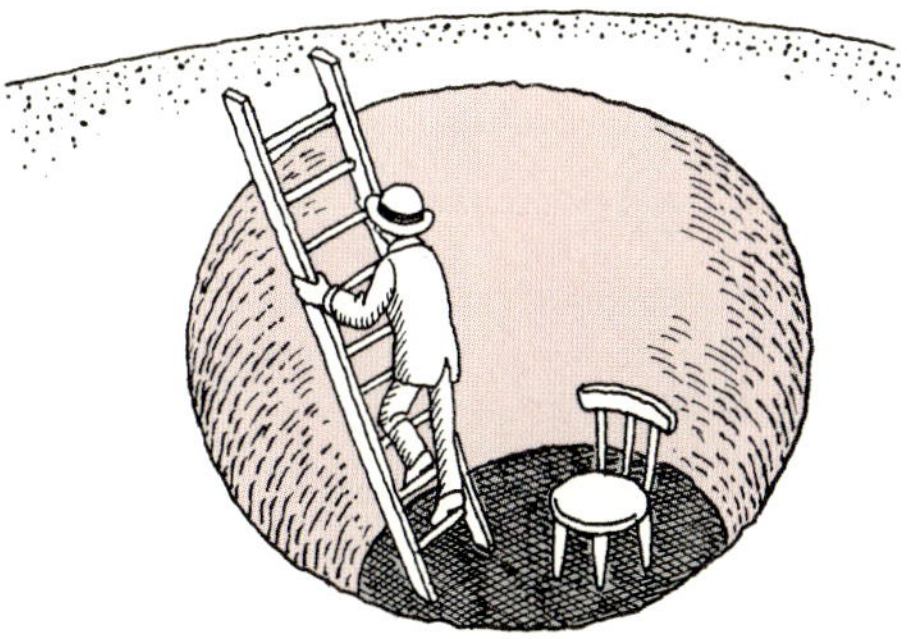

Relax time 3

“心のリフレイン”に「ストップ！」をかけてみませんか？

あなたには頭の中から消し去りたい不安や妄想がありますか？

「私は周囲から嫌われているのではないか」「私のようなダメ人間は会社をクビになるのではないか」などといった根拠のない不安や極端に悲観的な考えが頭から離れないときは、「思考停止法」で〝心のリフレイン〟にストップをかけてみましょう。ネガティブな思考や感情をコントロールするコツを身につけることができれば、ストレスからもおのずと解放されるはずです。

「思考停止法」とは？

とらわれている不安や妄想を意識的に頭に描き、「ストップ！」という命令とともにその思考を突然止めることで、頭を空っぽにするというテクニック。強迫観念や恐怖症全般の治療に用いられており、約8割のケースに効果があるとされている。

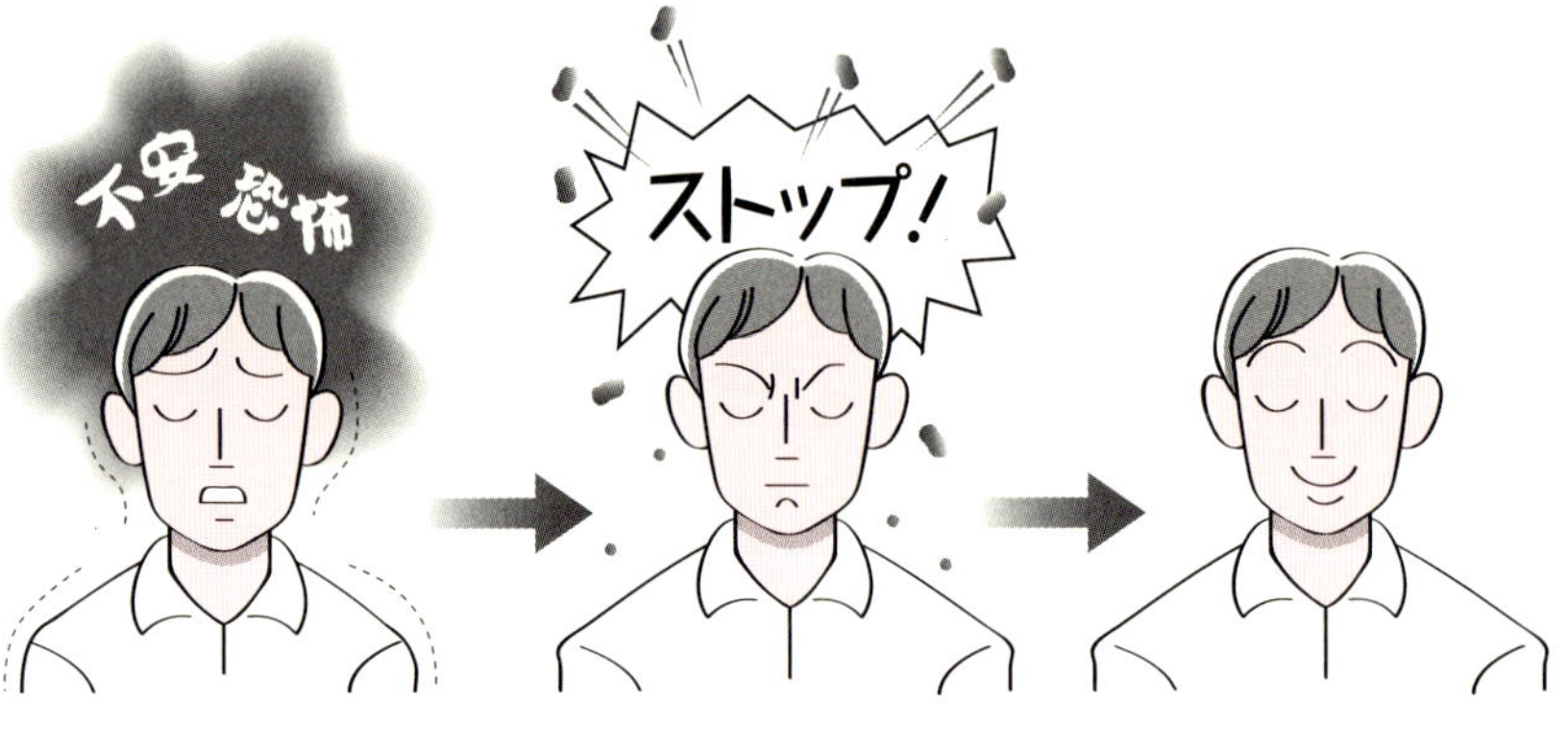

思考停止法・基本編

<準備するもの>

アラームのついたタイマー（3分間にセットしておく）、または自分で「ストップ！」と叫んだ声を録音したテープ。自分でテープを作る場合は、3分間隔・2分間隔・3分間隔・1分間隔といった具合に、不定期に声を録音しておく。

やり方

1. 頭から離れない不安や妄想（根拠のない不安や極端に悲観的な考えなど）をできるだけ具体的な情景として思い浮かべる。

例）・会社で同僚や上司に話しかけても、無視される。
・自分を見て、周囲の人がコソコソうわさ話をしている。
・会議で言葉が出てこなくなり、みんなの前で上司にののしられている。など――

2. アラーム音またはテープの声が聞こえたら、イメージを突然中断する。このとき、ストップの合図が聞こえると同時に、自分でストップと叫んだり、手やひざを叩いたり、立ち上がったりするとより効果的。

3. 30秒ほど頭の中を空っぽにして、不安や妄想を追い払う。その間に、再び不安や妄想が頭をよぎったら、もう一度ストップと叫ぶ。これを根気よくくり返す。

4. 最後に、不安や妄想とは反対の前向きなイメージを思い浮かべる。

例）・同僚や上司と和気あいあいと話をしている。
・会議で堂々と意見を発表し、賞賛を浴びている。など――

思考停止法・応用編――道具を使わずに行なう

アラームやテープを使って行なう方法に慣れたら、道具を使わず、自分の生の声だけでイメージをストップさせるようにしてみましょう。最初は大声で「ストップ！」と叫び、徐々に声を小さくしていきます。最後は声に出さず、頭の中で「ストップ！」と叫んでイメージを中断させます。ここまでマスターできれば、会社などで不安や妄想に襲われたときも、場所を選ばずに思考停止法を行なうことができます。

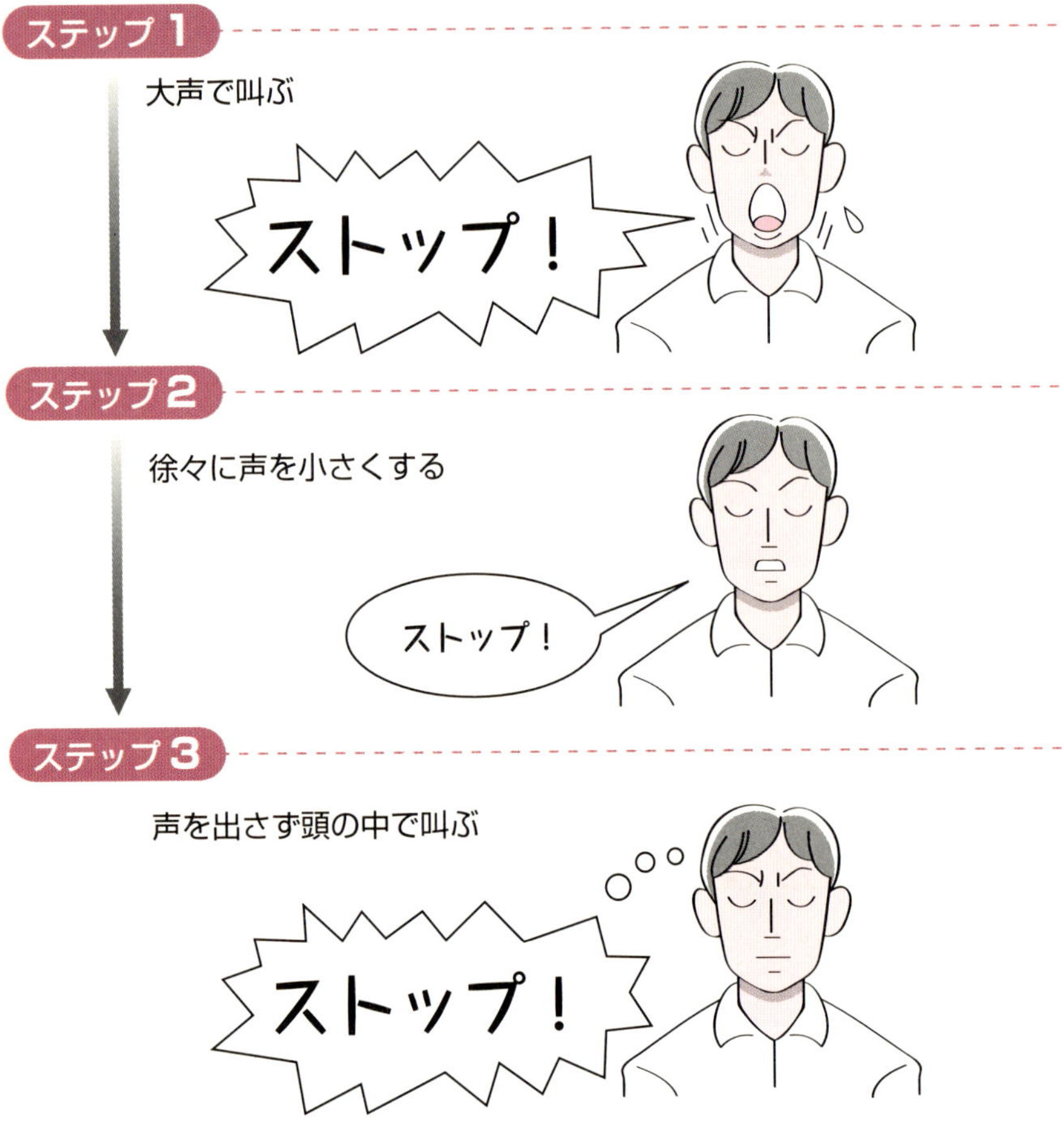
ステップ1
大声で叫ぶ
ストップ！
ステップ2
徐々に声を小さくする
ストップ！
ステップ3
声を出さず頭の中で叫ぶ
ストップ！

PART 4

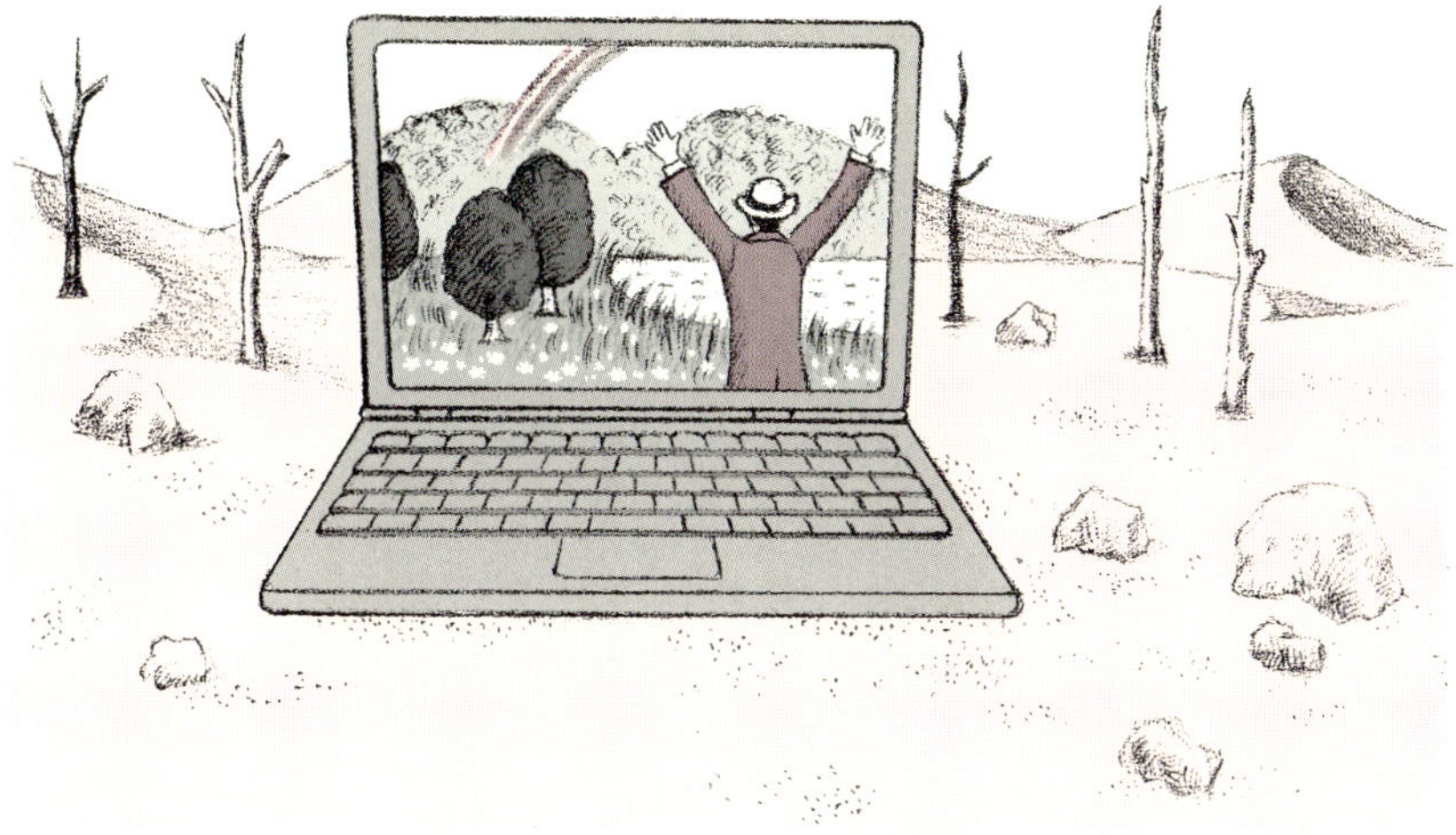

あなたが見ている現実は、本当ですか?

あなたを悩ませている現実は、
あなた自身の〝認知〟が作り上げた現実です。
思考を少し変えれば、事実が見えてくるかもしれません。
このパートでは、あなたの抱えている問題が
事実と一致しているかどうかを一つ一つ検証し、
問題解決の糸口を探っていきます。

Work 1

何が　あなたを　苦しめているのでしょうか？

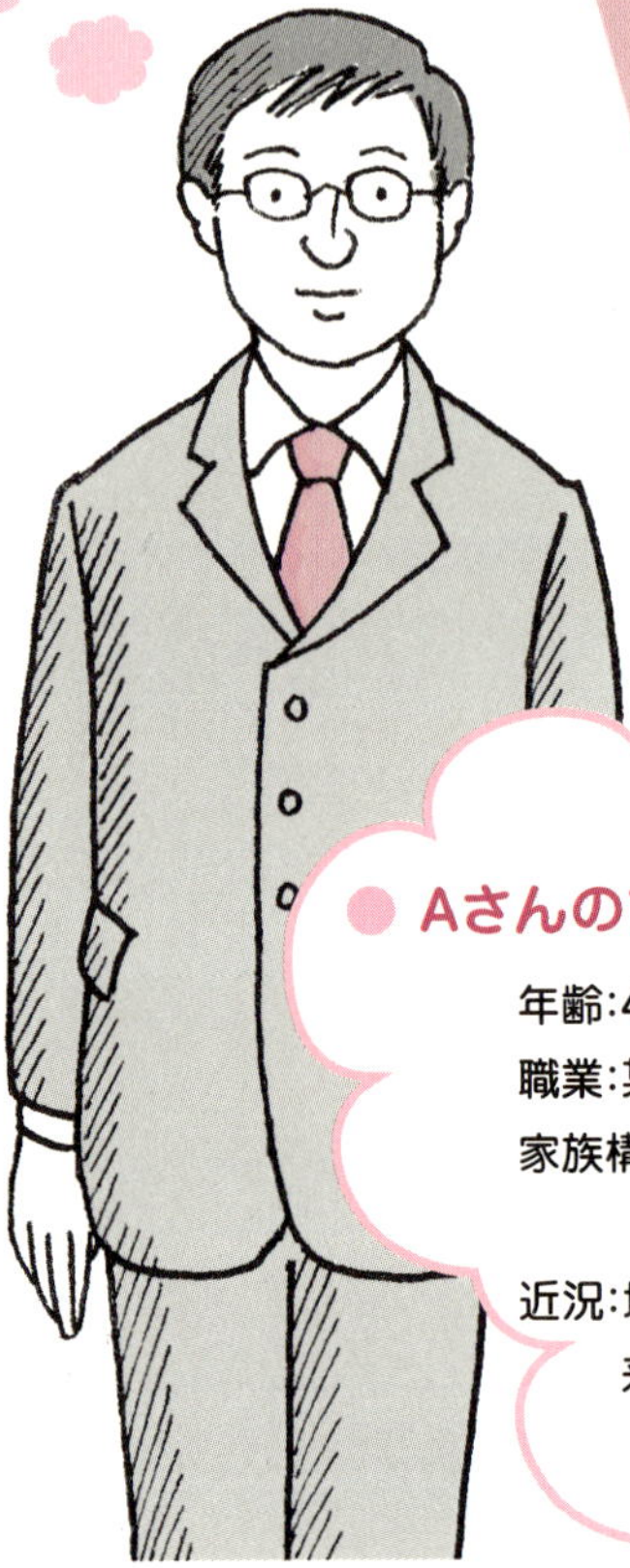

Aさんのプロフィール

年齢：43歳
職業：某証券会社本社勤務
家族構成：妻（42歳）
　　　　長女（16歳）、長男（14歳）
近況：地方の支店に転勤が決まり、
　　来週から単身赴任する予定

最近、あなたはどんなことにストレスを感じましたか？　環境や生活の変化、起こった出来事などを具体的に思い出してください。また、そのときの気分と体調の変化はどうでしたか？

＜書き方のヒント＞を参考に、あなたのストレス状況を整理してみてください。

なお、ここからは〝43歳のサラリーマンAさん〟と一緒に、あなたの問題解決の糸口を探っていきます。Aさんのケースも参考にしながら、あなた自身の問題を考えていきましょう。

書き方のヒント

ストレスを感じたこと

・最近、生活環境に大きな変化はありませんでしたか?
・家庭や職場でトラブルを抱えていませんか?
・最近あるいは昔からの悩みはありませんか?
・大変だ、困った、うまくいかないと感じたことはありませんか?

そのときの気分

そのときの気分や感情をひと言で表わしてください。

例)悲しい、不安、失望、淋しい、イライラする、ピリピリする、腹立たしい、うしろめたい、申し訳ない、恥ずかしい、何もしたくない、投げ出したい、逃げたい——など。

そのときの体調の変化

・ストレスを感じたときや感じたあと、体調に何か変化はありませんでしたか?
・最近悩んでいる身体症状はありませんか?

Aさんの回答

ストレスを感じたこと

・地方の支店へ転勤を命じられた
・単身赴任することになった

そのときの気分

失望、不安、困った、淋しい

そのときの体調の変化

不眠、胃痛、慢性的な疲れ

あなたの回答

ストレスを感じたこと

そのときの気分

そのときの体調の変化

W1 advice

心の問題は紙に書いて整理すると理解しやすい

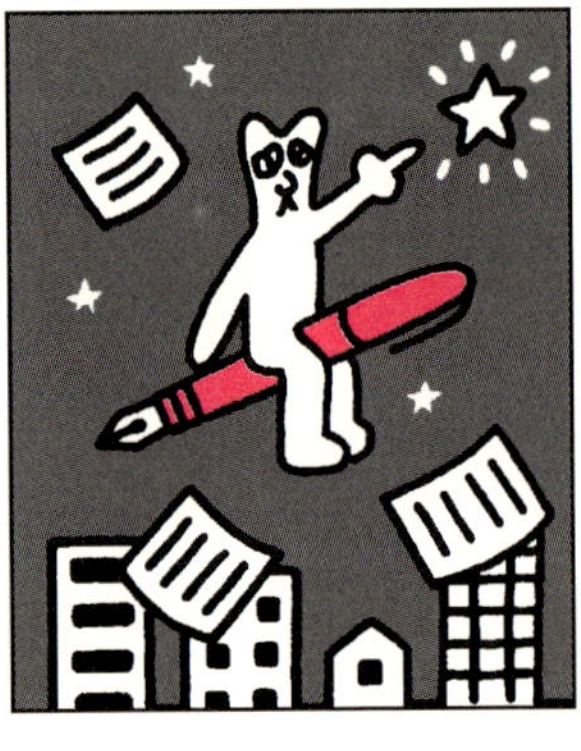

問題解決は、問題の本質を見つめることから始まる

人はストレスを感じると気分が沈み、体調にも影響が出てくることがあります。そこでまずは、あなたがどんなことにストレスを感じているのか、また、そのときどんな気分になったのか、体調に変化はあったのかを具体的に書き出してもらいました。

わたしたちはストレスを感じていても、普段は何が原因なのか、自分は今どんな気分なのかなどと深く考えることはありません。自分やほかの誰かを責めたり、運の悪さを呪ったりするだけで、問題の本質を理解しようとはしないのではないでしょうか。

しかし、心のなかでモヤモヤしていた悩みや不安も、こうして紙に書いて整理すると、客観的に見つめることができるので、理解もしやすくなります。

Aさんの場合、「地方の支店へ転勤を命じられた」ことと「単身赴任することになった」ということがストレスのきっかけでした。そのときAさんは「失望、不安、困った、淋しい」というネガティブな気分に陥っており、その結果「不眠、胃痛、慢性的な疲れ」という典型的なストレス症状を来しています。

このように、ある出来事が気分や体調に大きな影響を与えることがあります。気分の落ち込みが強くなると、体調はさらに悪化しますし、体調の悪化はますます気分を沈ませます。こうした悪循環は、思考や行動にも影響を与えますから、どこかで悪循環を断ち切らないと状況はさらに悪化するでしょう。

問題を解決するためには、問題の本質を理解しなければなりません。しかし、気分が落ち込んでいるときは冷静に現実を見つめることができないので、現実を歪んでとらえがちです。ここで書き出してもらった不快な気分は、たしかにあなたが今感じているものですが、事実に基づくものかどうかはわかりません。気分を生むのは思考であり、その思考が現実と一致しているかどうかを検証しなければ、問題の本質は見えてこないのです。

PART4では、不快な気分を生む思考について深く検証していきます。あなたの思考がどこまで現実と一致しているかがわかれば、解決の糸口が見えてくるでしょう。そのために、あなたの頭や心のなかにある思考や気分を「書き出す」という作業が中心となりますが、これは問題を解決するうえで大変重要な作業になります。面倒がらずに、できるだけ正確に記入してください。

次は、あなたの思考パターンが現実に適応しているかどうかを見るために、ちょっとした心理テストをやってみましょう。

Work 2 こんなとき、あなたは友人にどんな言葉をかけますか？

あなたの友人がひそかに思いを寄せている人が、知らない異性と歩いています。その場面を目撃した友人は、その異性を恋人だと思い込み、すっかり落ち込んでしまいました。あなたは友人に、どんな言葉をかけるでしょうか？

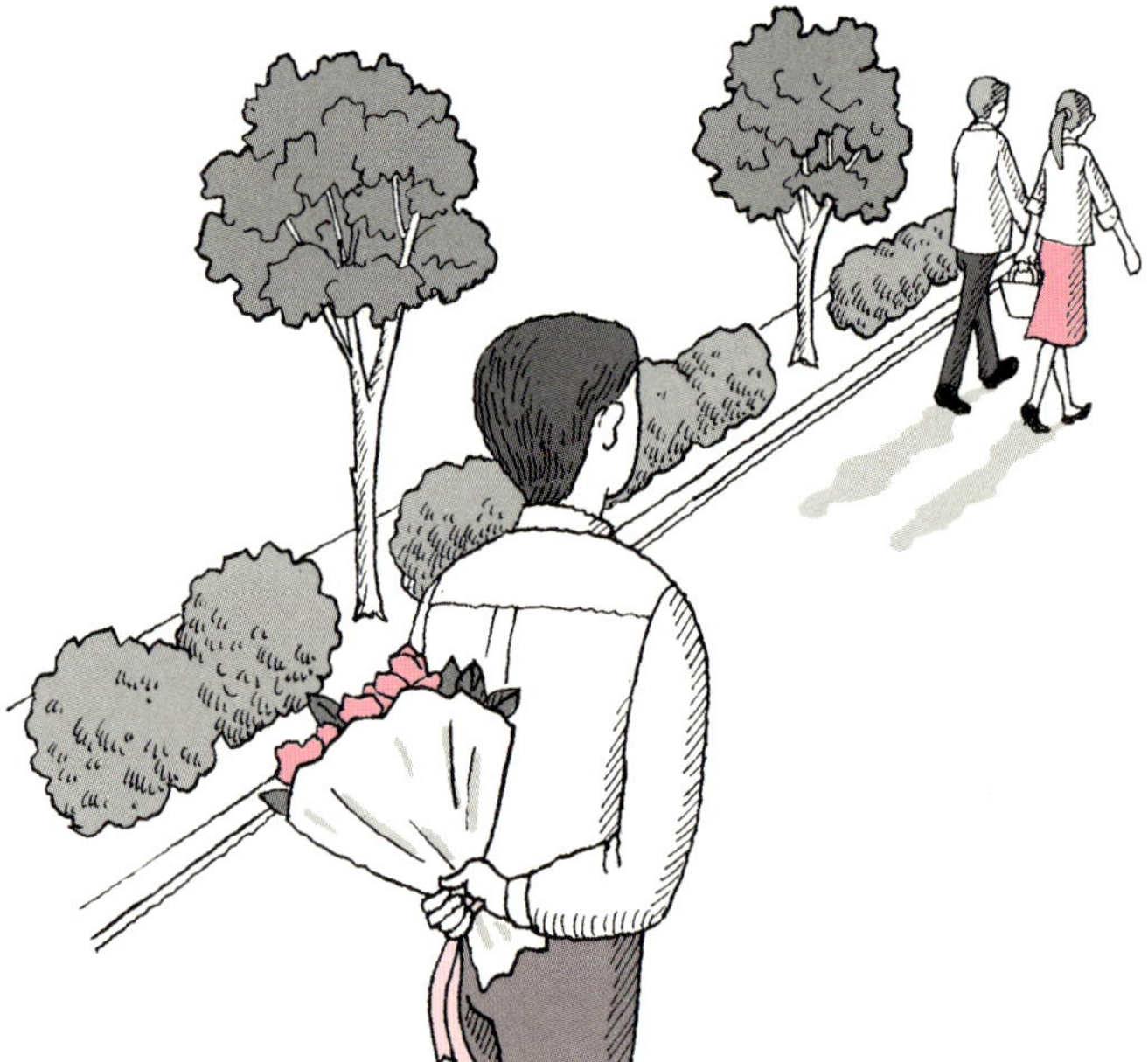

Aさんの回答

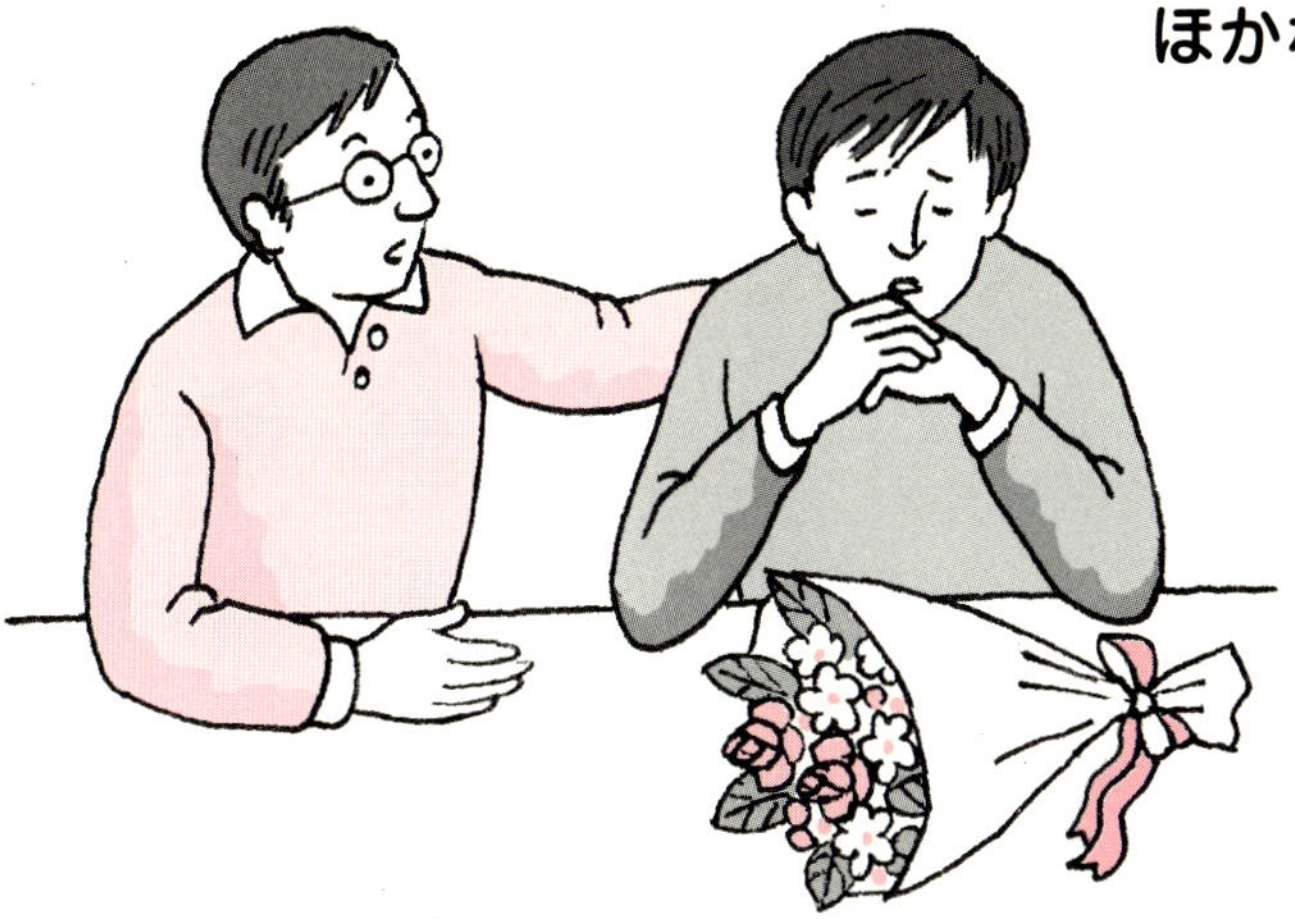
「恋人がいたとはな。
残念だけどあきらめる
ほかないよ」

あなたの回答

あなたが言うであろうセリフを記入してください。

W2 advice

現実に適応している思考、適応していない思考がある

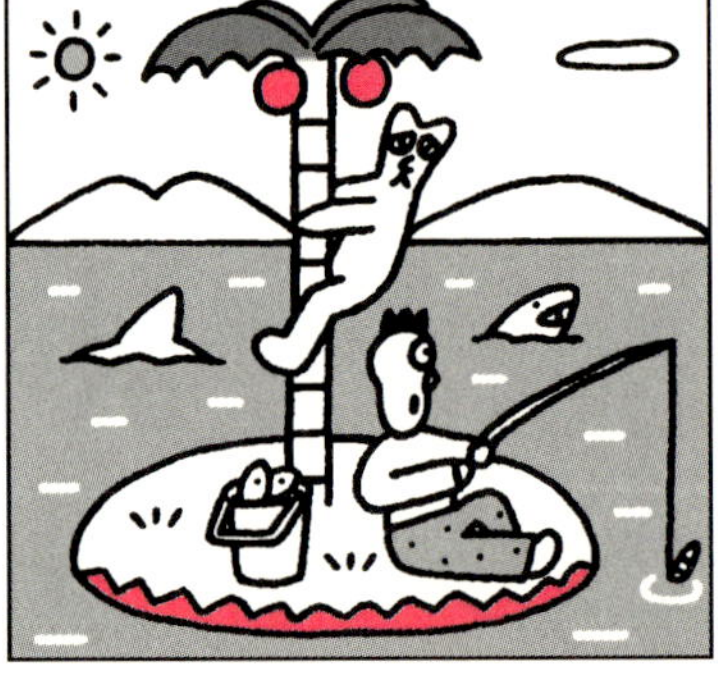

ありもしない現実に落ち込んでいないか

このテストのポイントは、テストの状況には、あきらかな事実は1つしかないということです。「友人が思いを寄せている人が、知らない異性と歩いている」ということ以外、この状況からは何もわからないはずです。

では、あなたはこの状況を見て、友人にどんな言葉をかけたでしょうか。考えられる回答のパターンとしては、大きく次の3つに分けられます。

1.「元気を出せよ。もっといい人が見つかるさ」などと、友人の思い込みを肯定する。
2.「仕事関係の人かなんかで、恋人じゃないよ」などと、友人の思い込みを否定する。
3.「異性と歩いているからといって、恋人とは限らないんじゃないかな」などと、否定も肯定もしない。

3つの回答パターンにこれという正解はありません。ただ、現実に適応しているかどうかという視点から考えると、「知らない異性」が恋人なのかどうかわからない以上、1と2は現実に適応しているとはいえません。3がもっとも現実に適応した回答といえます。つまり、このテストの目的は、あなたの思考が現実に適応しているか、適応していないかを見たかったのです。

ただ、このテストの状況の当事者は友人であり、あなたは第三者として対しているので、比較的冷静に現実を見つめることができたかもしれません。実際には、当事者の友人のように、本当かどうかわからないことを「きっと～にちがいない」と思い込み、落ち込むことが多々あるのではないでしょうか。

思考には現実に適応したものと、適応していないものがあります。わたしたちが見ている（つもりになっている）現実はほとんどが妄想といっていいくらい、あきらかな事実というのは少ないものです。そして、不安や緊張、憂うつといった気分の変調は、現実に適応していない思考から生まれることが多いのです。

人は、とくに自分のこととなると思考が現実から離れがちになります。他人のことだと、「考えすぎだよ」「思い込みが激しいな」などといって笑い飛ばせることでも、同じようなことが自分に起こると、悪い方へ悪い方へ考えて落ち込んでしまうのです。これは、他人のことは客観的に見ることができるからでしょう。同じように、自分のことも客観的に見つめることができれば、ありもしない現実に落ち込むこともなくなるはずです。

次は、あなた自身がストレスを感じたときの思考パターンを検証してみましょう。

Work 3 ストレス を感じたとき、あなたはどう考えましたか？

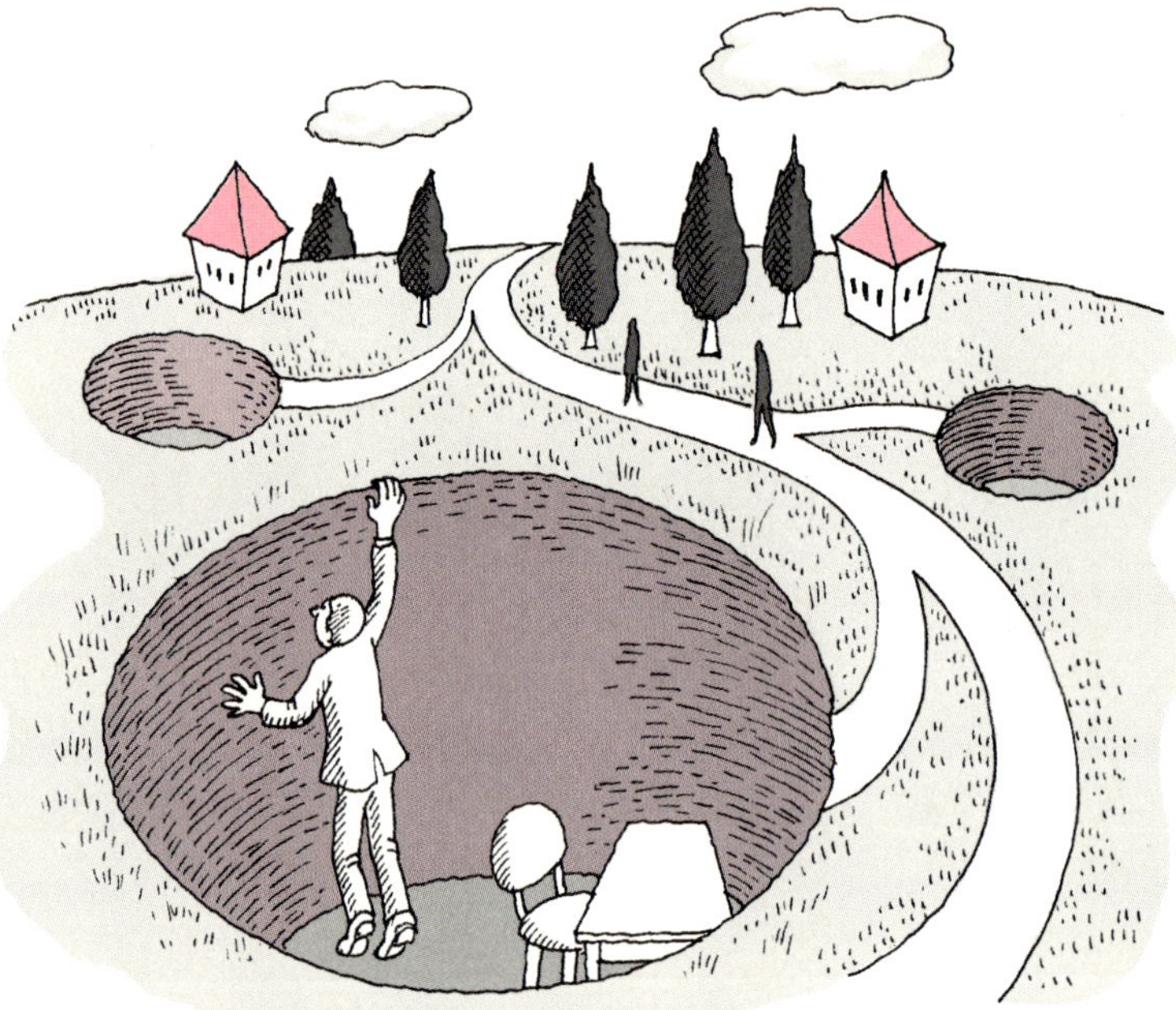

Work 1で、あなたがストレスを感じた出来事について整理していただきました。では、そのようなストレスを感じたとき、あなたの頭の中にはどんな考えやイメージが浮かびましたか？自分について、ほかの人について、あるいはそのときの状況や将来などについて、どう思ったかを記入してください。

Aさんの回答

※Work 1の回答に対して

- 自分は本社には必要のないダメ人間だ
- 妻や子どもはどうせ一緒に来てはくれない
- この歳でひとり暮らしなんてできるはずがない
- 古びたアパートの一室でインスタントラーメンを食べている自分（イメージ）

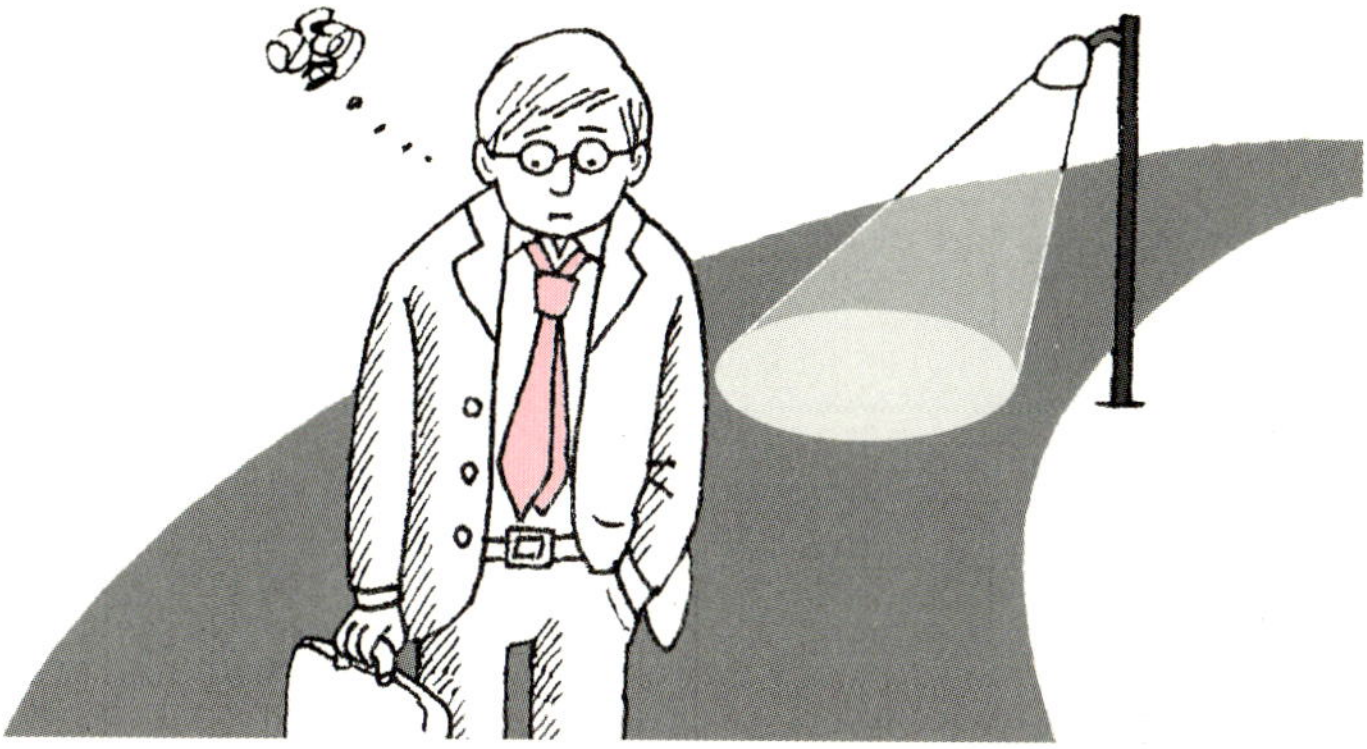

あなたの回答

W3 advice

頭に浮かぶ考え・イメージ――自動思考とは？

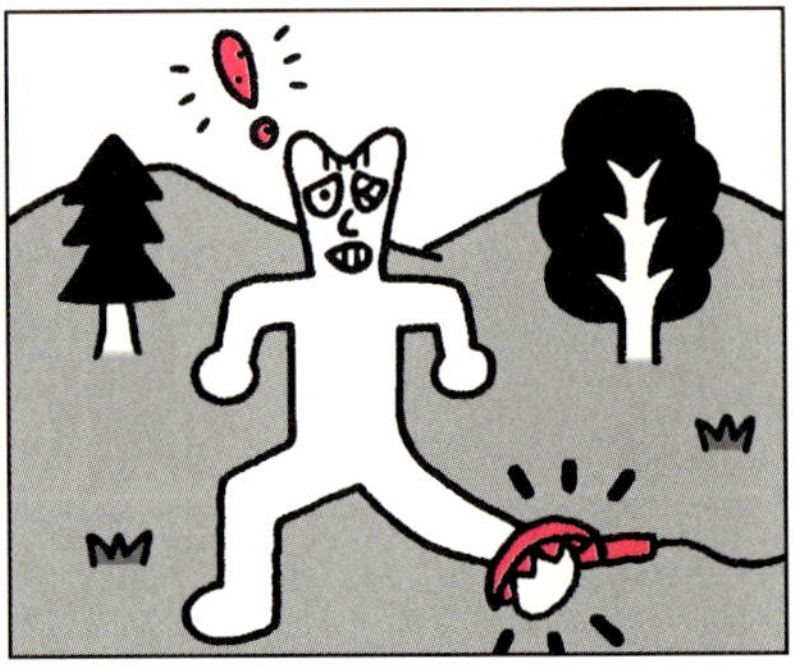

「自動思考」が気分を不快にしている

気分は思考から生まれるということは、PART3（136ページ）でも述べましたが、ストレスを感じたときに陥る不快な気分も、そのとき頭に浮かんだ考えやイメージによるものです。

たとえば、コーヒーをこぼしてズボンが汚れたとします。そのとき人は、「どうしよう」「腹立たしい」「困った」などの気分になるでしょう。これは、コーヒーをこぼした瞬間に、「シミになってとれないかもしれない（→どうしよう）」「始末をするのが面倒だ（→腹立たしい）」「これから取引先と会わなければならないのに（→困った）」などと考えているからです。

このように、ある状況で自然に頭に浮かんでくる考えやイメージのことを「自動思考」といいます。

自動思考は「こう考えよう」とか「こう行動しよう」などと意識して考えるものではありません。先のコーヒーをこぼしたときの例でいうと、こぼしてから一拍おいて、「ロッカーに替えのズボンがあるから大丈夫だ」とか「やってしまったことはどうしようもない」などと思えたとしたら、それは後に述べる「適応的思考」というものです。

Aさんのケースでは、「自分は本社には必要のないダメ人間だ」「妻や子どもはどうせ一緒に来てはくれない」「この歳でひとり暮らしなんてできるはずがない」といった考えが浮かんでいますが、まさにストレスを感じたときの「失望」「不安」「困った」「淋しい」といった気分につながっています。これは逆に考えれば、そう思わなければ、不快な気分にならずに済んだかもしれないということです。

同じような状況にあっても、自動思考は人によって違います。Aさんのような状況でも、「これはひょっとしたら出世の前のチャンスかもしれない。単身赴任も独身に戻ったと思えばなんてことないさ」と考える人もいるでしょう。

要は状況をどう解釈するかです。気分を決めるのは解釈であり、解釈するのは誰でもないあなた自身なのです。前向きな解釈ができるようになれば、気分が落ち込むこともなくなるでしょう。

ただ、自動思考というものは意識しない思考なだけに、コントロールするのは容易ではありません。また、自動思考そのものに気づくことが難しい場合もあります。

しかし、自動思考を意識できるようになれば、どうして不快な気分になるのかを理解することができます。考えを意識して客観視することこそが、問題解決の第一歩となるのです。

自動思考は、すぐには意識できないかもしれません。そこで、ストレスを感じたとき、気持ちが大きく動揺したときは、「どうしてそう感じたのか」「自分は今何を考えたのか」、常に頭のなかに浮かんだことに意識を向けるようにするとよいでしょう。

Work 4

もっとも気分とつながっているのは、どんな考えですか?

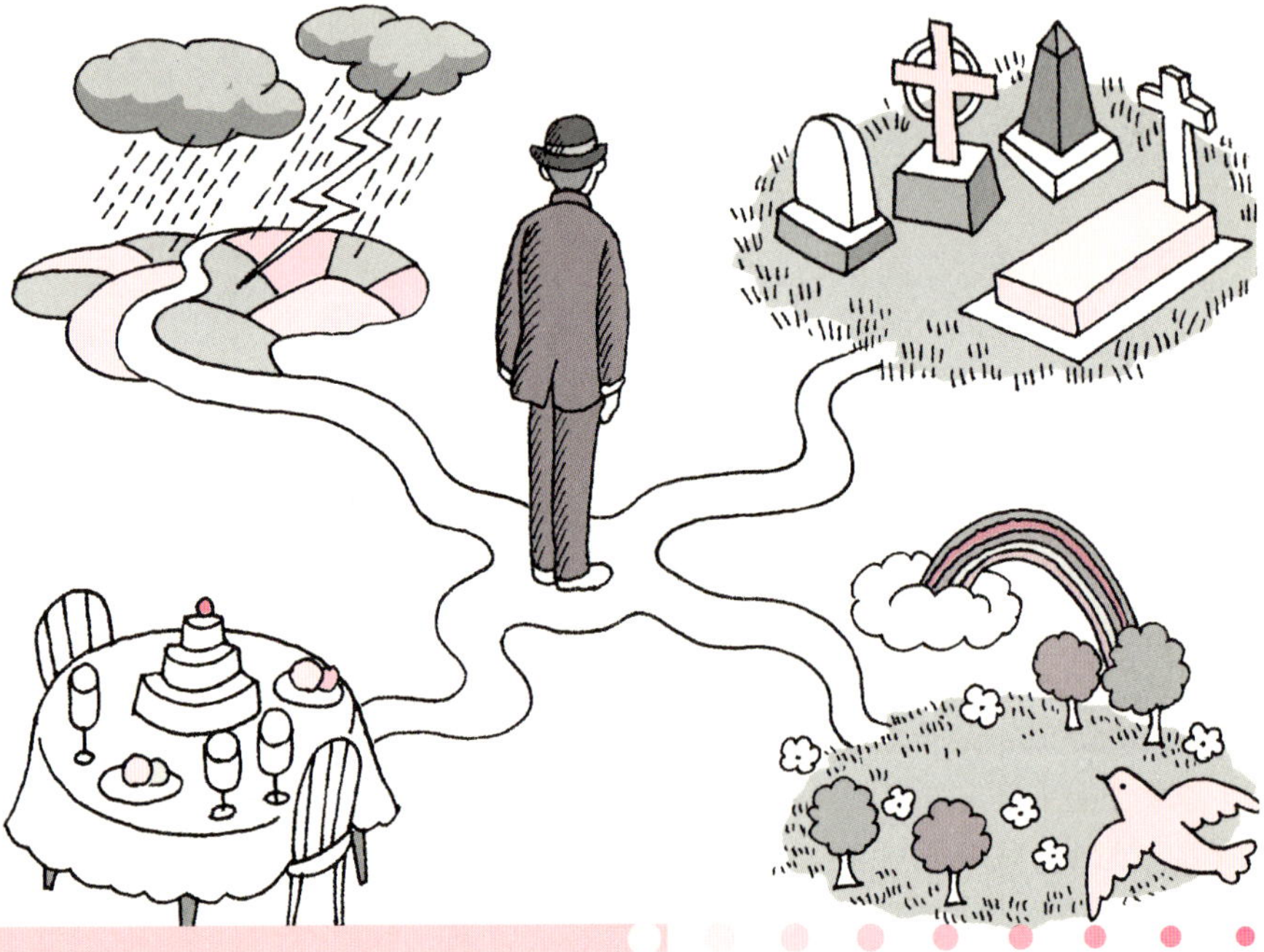

ストレスを感じたときに浮かんだ考えやイメージ、すなわち「自動思考」に、どの程度自信がありますか？　Work3（156ページ）に挙げた自動思考（解答欄に記入した考えやイメージ）に対する確信度を0〜100%で表現してください。また、その自動思考が浮かんだときの気分はどうでしたか？　そのときの気分を記入し、その気分の強さを同じように0〜100%で表現してください。

Aさんの回答

- 自分は本社には必要のないダメ人間だ → 20%／失望25%
- 妻や子どもはどうせ一緒に来てはくれない → 95%／淋しい50%、不安80%
- この歳でひとり暮らしなんてできるはずがない → 90%／困った90%、不安80%
- 古びたアパートの一室でインスタントラーメンを食べている自分（イメージ）→ 40%／淋しい25%、失望25%

確信度　　気分

あなたの回答

問題の本質は、強い気分をともなう自動思考とその確信度

自動思考と気分の関係をさらに分析してみよう

自動思考に対する確信度と、そのときの気分の強さを一つ一つ書き出してみると、問題の本質がかなり理解できると思います。強い気分をともなう自動思考こそがストレスの元凶であり、その自動思考は確信度も高かったのではないでしょうか。

ただ、自動思考の確信度が高くても、気分への影響が少なければそれほど問題にはなりません。自然にその考えが消失する可能性もありますし、確信度が低ければ、意識的に打ち消すこともできるからです。

Aさんのケースでは、「自分は本社には必要のないダメ人間だ」という自動思考は確信度が20%と低く、気分も「失望」が25%なので、それほど気分と結びついてはいません。一方、「妻や子供はどうせ一緒に来てはくれない」や「この歳でひとり暮らしなんてできるはずがない」という自動思考は、確

信度90％を超えており、同時に「不安」や「困った」という気分が80％以上と非常に強くなっています。「古びたアパートの一室でインスタントラーメンを食べている自分」というイメージも頭には浮かんでいますが、あまり気分とは結びついていないので、極端に悲惨な想像をしてみただけなのかもしれません。

このことから、Aさんの場合、転勤の辞令が出たことよりも、単身赴任への不安が大きいことがわかりました。また、家族と離れることの淋しさよりも、「一人で生活していけるのか」という現実的な問題が不安を大きくしているようです。ここまで問題を理解できると、解決の糸口も探りやすくなります。

あなたの回答では、どんな考えが強い気分とつながっていたでしょうか。その考えに対する確信度は、どれくらい高かったでしょうか。

強い気分をともなう自動思考は、その確信度が高いほどストレスも強くなります。また、確信度が強いとなかなか打ち消すことができませんから、ストレスは長引くことになります。あなたがなかなかストレスから抜け出せないとしたら、それは自動思考に対する確信度が高すぎるからかもしれません。つまり、激しい思い込みが自分をつらくしているのです。

しかし、確信度が高いからといって、必ずしもそれが現実と一致しているとはかぎりません。何度も述べているように、不快な気分を喚起する思考は、現実に適応していないことが多いものです。

次は、あなたの自動思考が現実とどのくらい一致しているのか、事実と照らし合わせながら検証します。

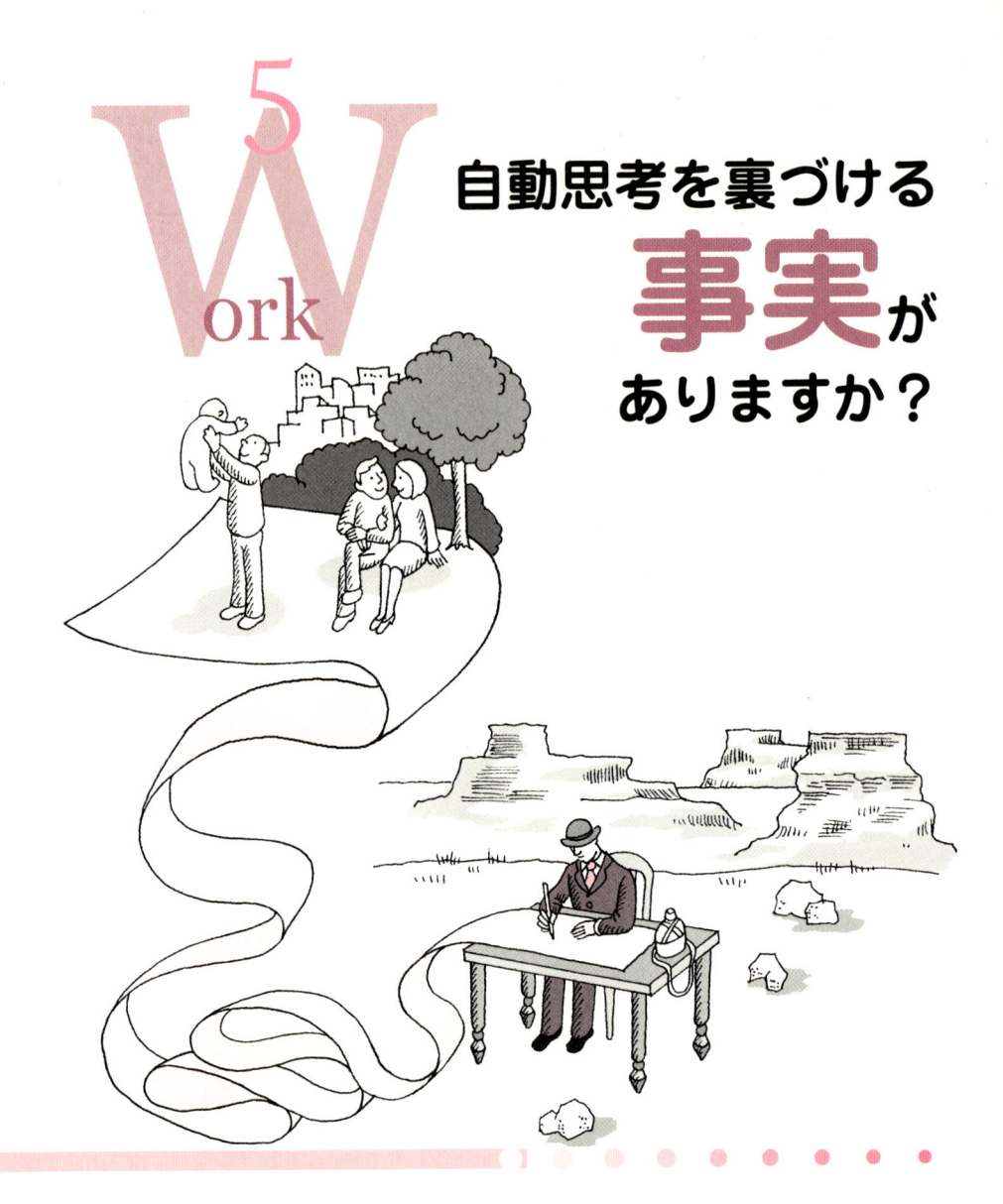

Work 5 自動思考を裏づける事実がありますか？

あなたの自動思考が現実に適応したものかどうかを検証するために、まずは自動思考を「裏づける事実」があるかどうか考えてみてください。次に、自動思考を「否定する事実」がないかどうか考えてみましょう。先入観を捨て、できるだけ客観的な事実だけを記入してください。

Aさんの回答

自動思考を裏づける事実

・転勤の辞令が下りる3ヵ月ほど前に仕事でミスをした
・自分は上司に好かれていない
・妻や子どもが普段から冷たい
・自分はこれまで仕事人間だったので、料理も洗濯も掃除もほとんどしたことがない
・単身赴任をした半年後に、ノイローゼになって会社をやめた人がいる
・単身赴任をきっかけに離婚した夫婦を知っている

自動思考を否定する事実

・転勤の理由は、「将来のためにもいろいろ経験してほしいからだ」と上司に言われた
・家族は毎年自分の誕生日を祝ってくれる
・結婚する前に、2年間ほどひとり暮らしをしたことがある

あなたの回答

自動思考を裏づける事実

自動思考を否定する事実

W5 advice

自動思考を否定する事実こそが、問題解決のカギ

事実だけを客観的に見れば、考え方も変わってくる

ある状況における自動思考は1つではありません。解釈が変わると、思考も変わるものです。ここでは、自動思考を客観的な事実と照らし合わせて、現実との矛盾点を探っていきましょう。

あなたは自動思考を裏づける事実と、否定する事実をそれぞれいくつ挙げることができたでしょうか。

人は気持ちが動揺していると、マイナス思考が強くなり、自動思考を裏づける事実ばかりが浮かんでくるものです。しかし、あなたが記入した事実をもう一度確認してください。本当に客観的な事実だけを書いているでしょうか。自動思考を裏づける事実の中に、「〜のはずだ」という思い込みが混ざってはいませんか。

Aさんのケースでも、自動思考を裏づける事実の中に、客観的な事実とはいい難い事柄がいくつか

あります。「自分は上司に好かれていない」「妻や子どもが普段から冷たい」というのは、本人の思い込みかもしれません。「単身赴任をした半年後に、ノイローゼになって会社をやめた人がいる」「単身赴任をきっかけに、離婚した夫婦を知っている」というのも、他人様のことですから本当に単身赴任が原因だったかどうかは不明です。

一方、自分の考えが正しくないという根拠を見出すのは難しく、主観も入りにくいので、自動思考を否定する事実は少ししか挙げられなかったかもしれません。しかし、否定する事実を1つでも挙げられたら、考えを変えるきっかけになります。また、否定する事実を書き出すという作業は、それだけでも気分を改善する効果があります。

実は、問題を解決するうえでもっとも重要なのが、この自動思考を否定する事実なのです。否定する事実が見つからないという人は、家族や友人が同じ悩みを抱えているとしたら、なんと言ってあげるかを考えてみましょう。いくつかの事実が見えてくるはずです。先にも述べたように（154ページ）、他人のことは意外と客観的に見られるものです。否定する事実を探すときは、できるだけ客観的に考えることが大切なのです。

さて、自動思考を否定する事実が1つでもあれば、その自動思考は現実と完全には一致していない可能性があります。ならば、あきらかな事実に基づく思考、つまり現実に適応した新しい思考があるはずです。

次は、事実から浮かび上がるもう一つの現実を見つめてみましょう。そこから見つかる考えこそが、あなたを変える「適応的思考」です。

Work 6

新しい考えは見つかりましたか？

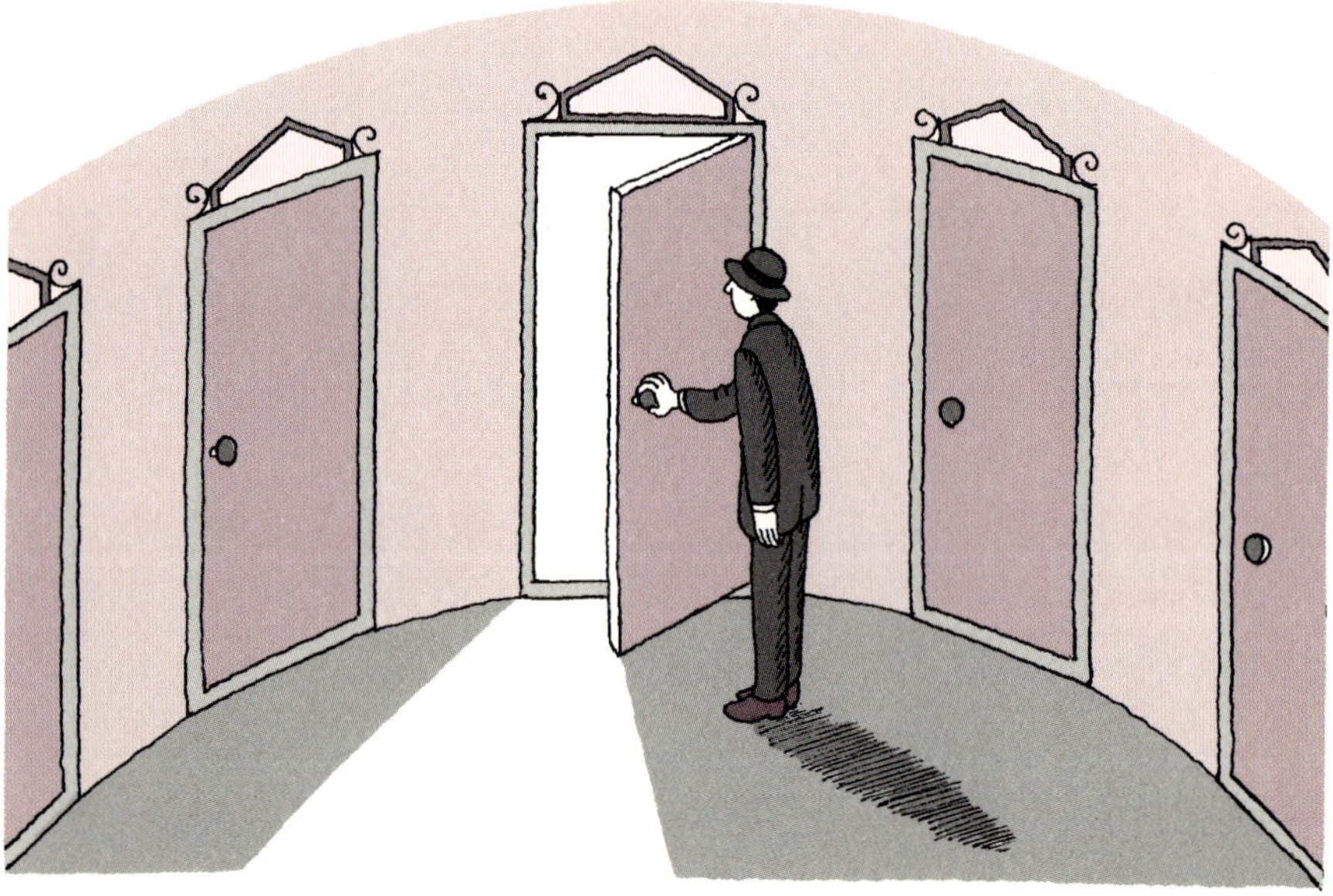

現実に適応する新しい考えは浮かびましたか？　あなたが見つけた「新しい考え」と「新しい考えに対する確信度（0〜100%）」、さらに「そう考えたときの気分と気分の強さ（0〜100%）」を記入してください。

Aさんの回答

新しい考え

・転勤先で実績を上げてミスを挽回すれば、本社に戻って重要なポストに就けるかもしれない

・家族と離れて暮らすのは淋しいが、料理も洗濯も掃除も昔は自分でやっていたのだからやればできるだろう

新しい考えに対する確信度 → 30％

そう考えたときの気分 → 安心 30％ / 不安 50％ / 淋しい 20％

あなたの回答

新しい考え

新しい考えに対する確信度とそう考えたときの気分

W6-1 advice

適応的思考の確信度が上がれば、気分はどんどん楽になる

適応的思考は無理なく、適度に自信を持てるものに

新しい考えが見つかっても、最初はその確信度はそれほど高くないかもしれません。また、気分は新しい考えの確信度に左右されるので、すぐに不快な気分が消え去ることは期待しない方がよいでしょう。しかし、適応的思考に基づいて行動を起こせば、徐々に確信度が高まっていき、気分も変わってくるはずです。

それでも気分がまったく変わらない、あるいはますます気分の落ち込みが激しくなるという場合は、問題の検証を最初からやり直す必要があります。ストレスを感じる状況、そのときの気分、変えたいと思う自動思考にまちがいはないでしょうか。意識できていない（気づいていない）自動思考はありませんか。また、変えたい自動思考がたくさんある場合は、一つ一つについて裏づける事実と否定する事実を挙げないと、気分の改善には至らないかもしれません。

あるいは、適応的思考に無理がないでしょうか。どんなに前向きな思考でも、信じるに足らない内容では意味がありません。

適応的思考の確信度があまりにも低いときは、まったく新しい考えにするのではなく、プラスの事実もマイナスの事実も考慮し、バランスのとれた総合的な考えを書くとよいでしょう。Aさんのケースでいえば、「最近は家事をほとんど手伝っていないが、結婚前には2年間も自分で家のことをやっていた」と、自動思考を裏づける事実と否定する事実を要約してつなげるのです。消極的な思考に見えるかもしれませんが、気分はずっと楽になるはずです。

ただ、確信度が高くなっても、悲しみや淋しさといった感情はそう簡単に消えるものではありません。忘れたころに感情が溢れ出てくることもあるでしょう。

そこで理解しておきたいのは、適応的思考は感情を取り除くものではないということです。Aさんのケースでも、たとえば「家族なんていなくても淋しくない」というのは、合理化して感情を追い払うだけで、適応的思考にはなりません。

Aさんの適応的思考では、淋しい感情は簡単には消えないことを認めつつ、家事という現実的な問題については前向きに考えています。適応的思考とは、感情を無視するのではなく、バランスよく感情を受け止められるようにするものでなくてはなりません。

以上のことを考慮して、もう一度あなたの適応的思考を確認してください。適応的思考に自信が持てたら、次は日常生活で適応的思考を生かすためのプランを立て、あとは行動あるのみです。人生をよりよく生きるためにも、さっそく実践してみましょう。

W6-2 advice

現実に向けて、第一歩を踏み出そう——行動プランを立てる

行動によって適応的思考の確信度を高める

適応的思考が見つかり、その確信度が高ければ、それだけで気分が楽になることもあります。しかし、多くの場合、最初から強い確信を持てるわけではありません。問題を理解するところまでは行ったものの、解決には至っていないということです。

問題を解決するためには、適応的思考を裏づける情報（事実）を集めるという方法もありますが、自分自身が行動して確かめるのが早道です。

そこでまずは、行動プランを立ててみましょう。行動プランは——

・試してみたい行動

・結果の予測

・行動する際に起こりうる問題

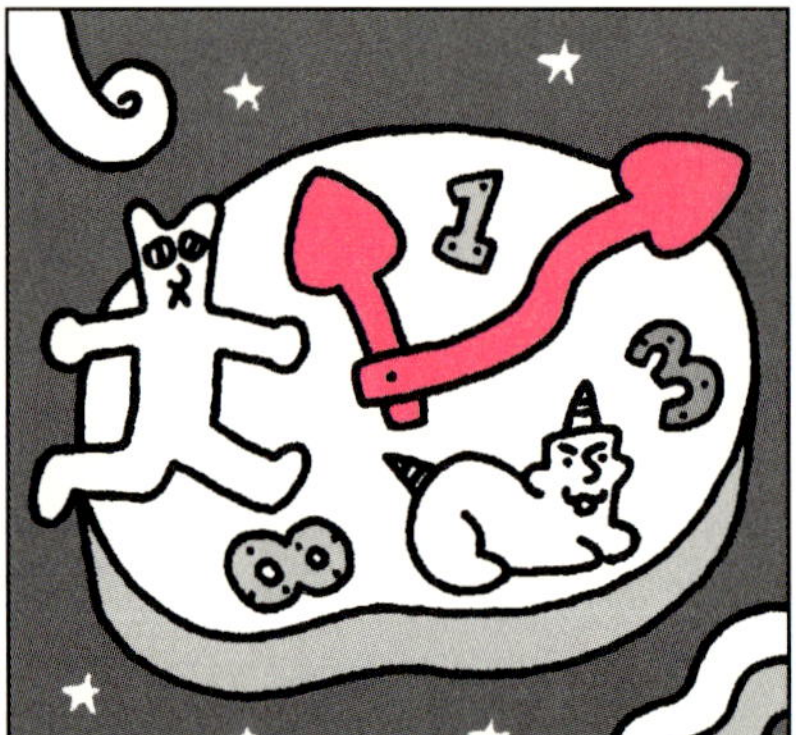

・問題が起こったときの対処法

――から成ります。そして、行動プランを実践したら――

・行動した結果

・行動から学んだこと

――をまとめます。

以上のような一連の流れを記入するものを「行動日記」といいます。

行動プランを立てるときは、いくつかの段階に分けて行なうようにします。いきなり大きな一歩を踏み出すと、うまくいかなかったときにさらに落ち込むことになりかねませんし、小さな行動でも成功すれば大きな自信につながるからです。

たとえば、周囲の人から好かれていないと思い込んでいる人が、そうではないという考えを確かめたいときは、いきなり誰かを飲みに誘うよりも、まずは明るくあいさつすることから始めた方が、自信がついて次の行動を起こしやすくなります。

試してみたい行動が決まったら、結果の予測をします。予測というのは、「こうなりたい」という希望でよいでしょう。さらに、行動を起こしたときに起こりうる問題と、その対処法についても考えておきましょう。これは、もしもうまくいかなかったときのためのエアバッグのようなものです。

ここまで準備できたら、実際に行動を起こしてみて、その結果を簡単にまとめます。最後に今回の行動から学んだことを行動日記として記入し、次回の行動の参考にします。

それでは実際に行動日記を作成してみましょう。

「行動日記」をつけてみましょう

Work 7

問題を解決するためには、どんな行動が必要でしょうか？
あなたが試してみたいと思うことを「行動日記」に記録してみてください。

行動日記の例・Aさんの場合

試してみたい行動	料理や洗濯、掃除を自分でやってみる
結果の予測	それなりにうまくこなせるようになる
行動する際に起こりうる問題	イライラして妻にあたってしまうかもしれない
問題が起こったときの対処法	イライラが頂点に達する前に妻に相談する
行動した結果	料理は外食したりして手を抜くことも多いが、洗濯・掃除はもともときれい好きなのでマメにするようになった
行動から学んだこと	これまで自分は、「できない」という思い込みに縛られることが多かったように思う。人間、大抵のことはやればできるし、慣れるということがわかった

あなたの行動日記

試してみたい行動	
結果の予測	
行動する際に起こりうる問題	
問題が起こったときの対処法	
行動した結果	
行動から学んだこと	

※書ききれないときは、巻末付録の「行動日記」（199ページ）をコピーするなどして活用してください。

W7 advice

計画には柔軟に対応し、「プラン・ドゥ・シー」をくり返す

根気よくプランを実践して、ストレスに打ち勝とう！

行動プランは、最初からうまくいくとは限りません。予想外の問題が起こることもあるでしょうし、問題に対処しきれず途中で断念せざるをえないこともあるでしょう。

しかし、思うような結果が得られなくても、あきらめてはいけません。たとえうまくいかなくても、失敗から学ぶことがあるはずです。「行動した結果」と「行動から学んだこと」は、最後までしっかり記入するようにしてください。

適応的思考を心から受け入れるためには、何度も行動をくり返す必要があります。うまくいかなかったときは、問題点を整理してもう一度挑戦するか、別の行動プランを一から練り直します。計画はあくまでも計画です。途中でいくらでも変更できるのですから、自分で立てた行動プランに縛られすぎないように注意してください。

また、「行動プランを実践していくなかで、適応的思考を変える必要が出てくるかもしれません。行動プランを実践するときは、並行して適応的思考の確信度や自動思考の変化、ストレス状況などもチェックするようにしましょう。

行動プランをくり返し実践しても、適応的思考の確信度がまったく上がらず、自動思考やストレス状況にも変化が見られないようなら、その適応的思考には無理があるのかもしれません。Work5に立ち戻り、自動思考を否定する事実からもう一度見直してみるとよいでしょう。そして、さらに効果的な適応的思考が生まれたら、それを行動プランに反映させるようにします。

また、慣れてくると、プランや結果を紙に書かず、頭のなかで考えるだけで済ませたくなるかもしれません。しかし、行動プランは実践することはもちろん、記録することも大切なのです。試験勉強などと同様、何事も頭のなかで済ませるよりも、書いた方が身につくものです。問題点を見過ごさないためにも、必ず行動日記に記録するようにしましょう。この一連の作業を通して、今抱えている問題を解決に導くことができたら、あなたはストレスに打ち勝ったということです。

今後、何らかのストレスに悩まされたときは、何度でもこの方法を活用してください。これは思考を変える訓練にもなりますから、何度もくり返すうちに、事実を客観的に見つめることのできる思考が養われるはずです。

そのために、巻末には、白紙の「行動日記」とともに、ストレス状況や自動思考などをチェックするための「ストレス日記」を付録として用意しました。それらには直接書き込まず、コピーして何度も活用してください。

「歪んだ思考」のパターンを知っておこう

●こんな思考はストレスにつながる

ストレスにつながるネガティブな感情は、事実にそぐわない歪んだ思考から生まれます。ストレスが長引くときは、ネガティブな感情を引き起こした思考を検証し、あきらかな事実に基づく適応的思考に変えていくことが必要です。

しかし、人間生きている限り、泣きたいときもあれば、怒りたいときもあります。喜怒哀楽の感情があってこそ、人は情緒《じょうちょ》豊かに成長するというもの――。山あり谷ありといった心の浮き沈みは人生の醍醐味《だいごみ》でもあるのです。

つまり、ネガティブな感情にも健全なものと不健全なものがあるということです。改善すべきは過剰なストレスにつながる不健全な思考であり、健全な感情まで押し殺す必要はありません。

そこで、改善すべき歪んだ思考パターンをここで確認しておきましょう。

◆全か無か思考――物事を100点満点か0点かのどちらかで考える。小さなミスを完全な失敗と考え、必要以上に落胆する。

◆過剰な一般化――たった1つの失敗ですべてがダメになると考える。また、イヤな出来事が起こると、永久に続くと思い込む。

◆マイナス化思考——肯定すべきよい出来事を無視する、あるいは悪く考える。

◆～すべき思考——やることなすことをすべて「～すべきだ」「～すべきでない」と、そうしなければ罰を受けるかのごとく強制的に考える。

◆結論の飛躍——なんの根拠もないのに、物事を先読みしすぎたり、他人の心を深読みしすぎたりして、一気に悲観的な結論を出してしまう。

◆レッテル貼り——物事がうまくいかないとき、その原因を考える前に、自分や他人に「能なし」「ろくでなし」などといった否定的で偏見に満ちたレッテルを貼ってしまう。

◆個人化——よくない出来事が起こると、自分に責任がなくても自分のせいだと考える。

以上のような歪んだ思考は、過剰なストレスにつながるので、ぜひとも改善すべきといえます。不快な気分に陥ったときは、そのときの思考が歪んだ思考パターンに当てはまっていないかをまず確認するようにしましょう。

また、このチェックをくり返していくと、自分が陥りやすい思考パターンがわかってきます。自動思考を否定する事実や適応的思考を見つける際の参考にしてみてください。

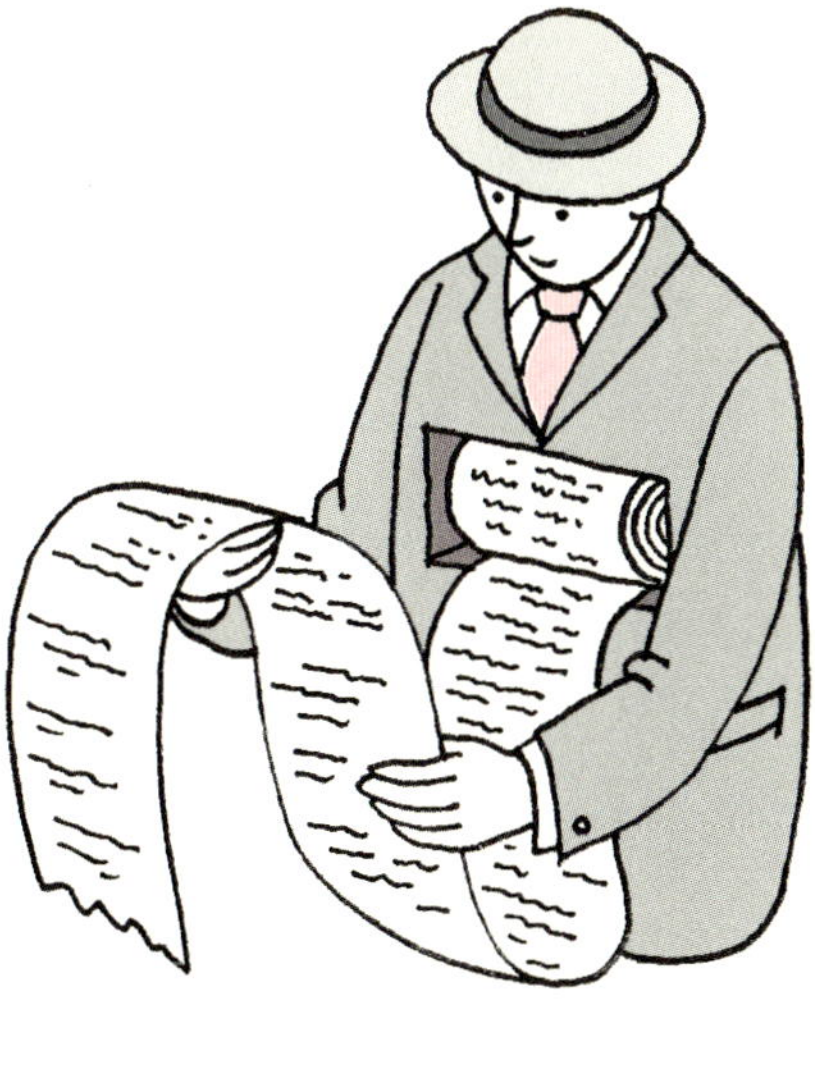

Relax time 4

からだの緊張をほぐしてみませんか？

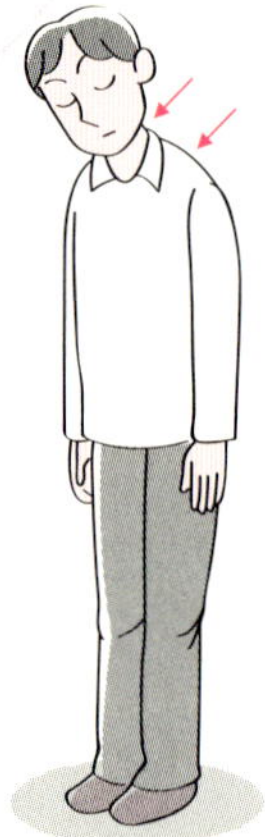

ストレスを感じているときは、からだの筋肉も緊張しています。筋肉の緊張は精神的な不安を増加させるので、筋肉のこりを感じたら、早めにリラックスさせたいものです。

シカゴの医師ジェイコブソンが考案した「プログレッシブ・リラクセーション」は、からだの筋肉の緊張をほぐすのに有効なエクササイズです。緊張した筋肉をリラックスさせることは、心をリラックスさせることにつながります。さっそく今日から始めてみましょう。

プログレッシブ・リラクセーション

筋肉の緊張を点検する

からだの筋肉を次の４つに分けて考え、まずはどの筋肉が緊張しているのかを点検する。

❶ 手と腕。ただし、腕は前腕部と上腕部に分けて考える
❷ 頭部と肩
❸ 胸、腹、腰
❹ 尻、脚。ただし、脚はもも、ふくらはぎ、足に分けて考える

1．目を閉じて、緊張している筋肉はどこかを意識しながら、つま先から上へと順にチェックしていく。
2．緊張している筋肉があったら、その感覚をしっかり認識する。

緊張と弛緩をくり返す

1. 緊張している筋肉を認識できたら、それぞれの筋肉、あるいは筋肉のグループを5～10秒間緊張させる。

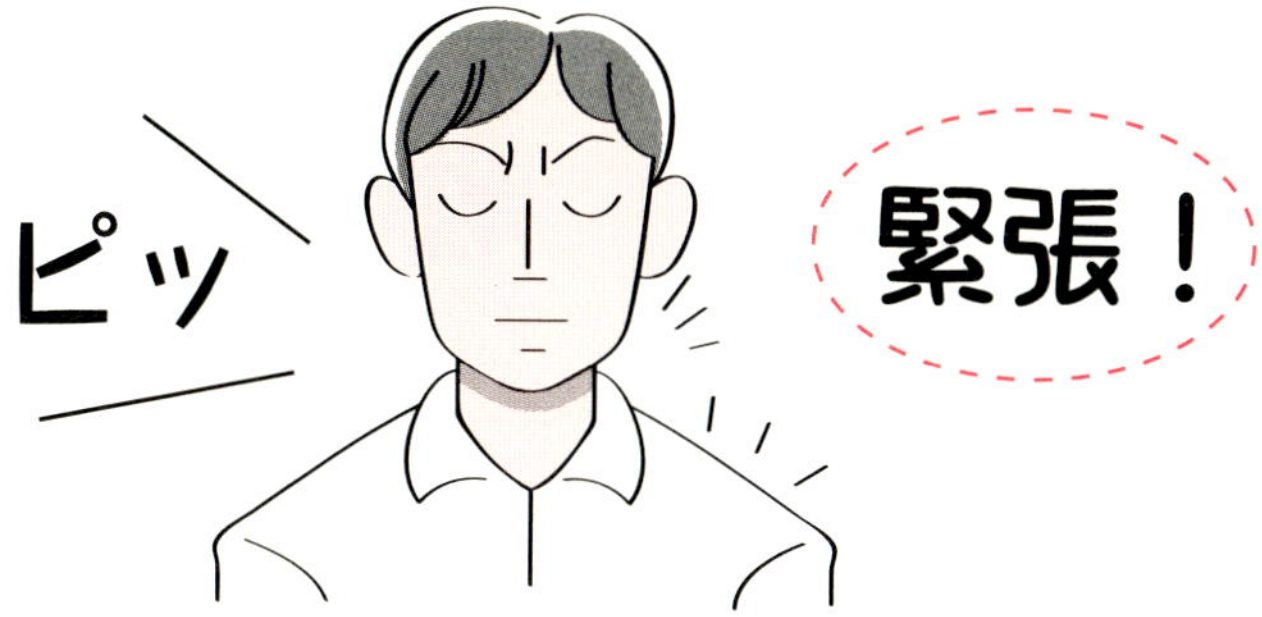

2. 1のあと、一気に緊張を緩め、20～30秒間リラックスさせる。

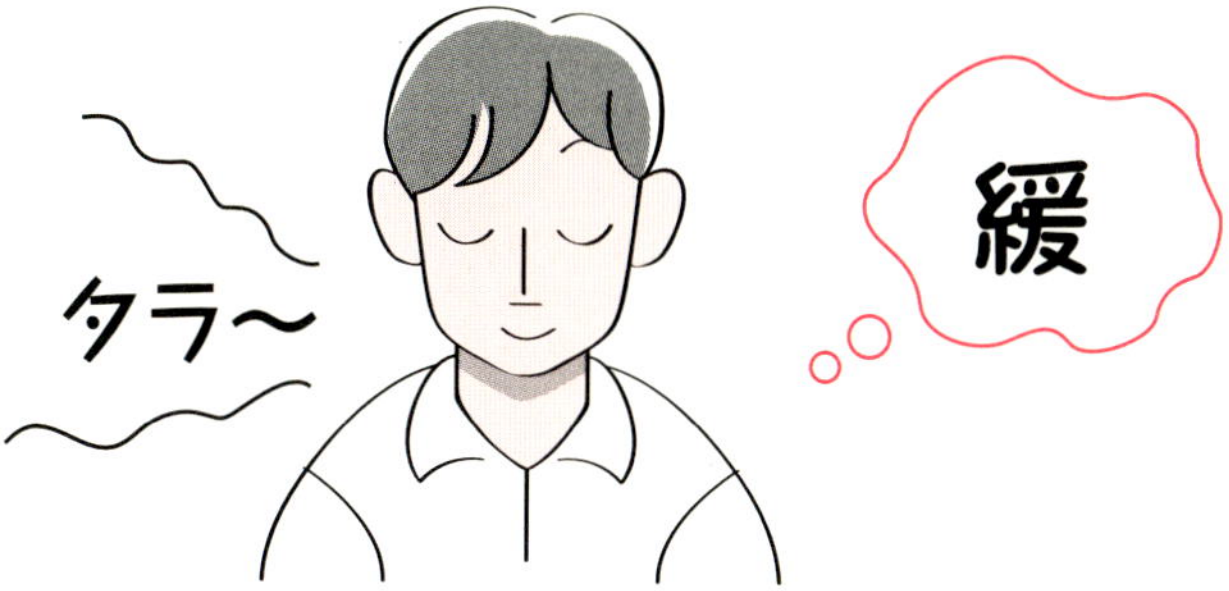

3. 1と2を少なくとも2回行ない、緊張のとれない部分があれば、5回くらいくり返す。

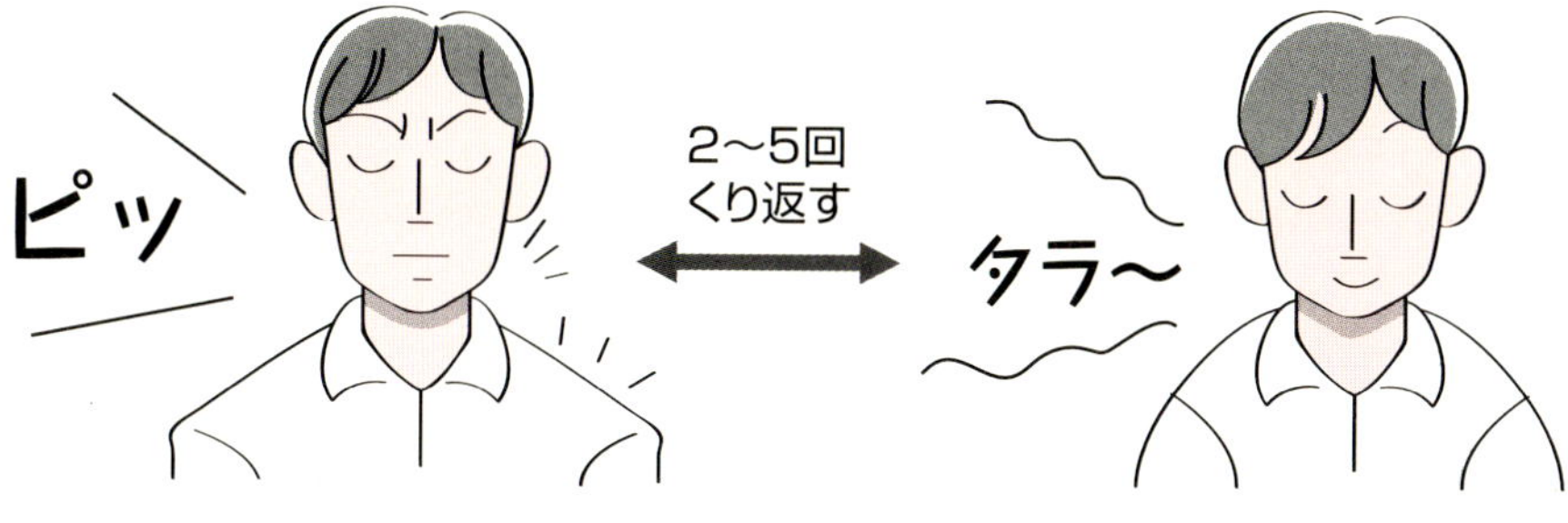

※プログレッシブ・リラクセーションは、毎日15分間のエクササイズを行なった場合で、1～2週間くらい続ければマスターできます。

オフィスでできる簡単リラックス法

デスクワークなどで肩・腰にこりを感じたときは、座って行える簡単リラックス法で、筋肉の緊張をほぐしましょう。

肩のリラックス法

1. 手を顔の両側で固く握りしめ、肩をすくめる。
2. 胸を張って背中を狭め、肩と腕の筋肉を5～10秒間緊張させたあと、力を抜いて20秒間リラックスさせる。
3. 1の体勢に戻る。
4. 胸を狭めて背中を広げ、肩と腕の筋肉を4～10秒間緊張させたあと、力を抜いて20秒間リラックスさせる。

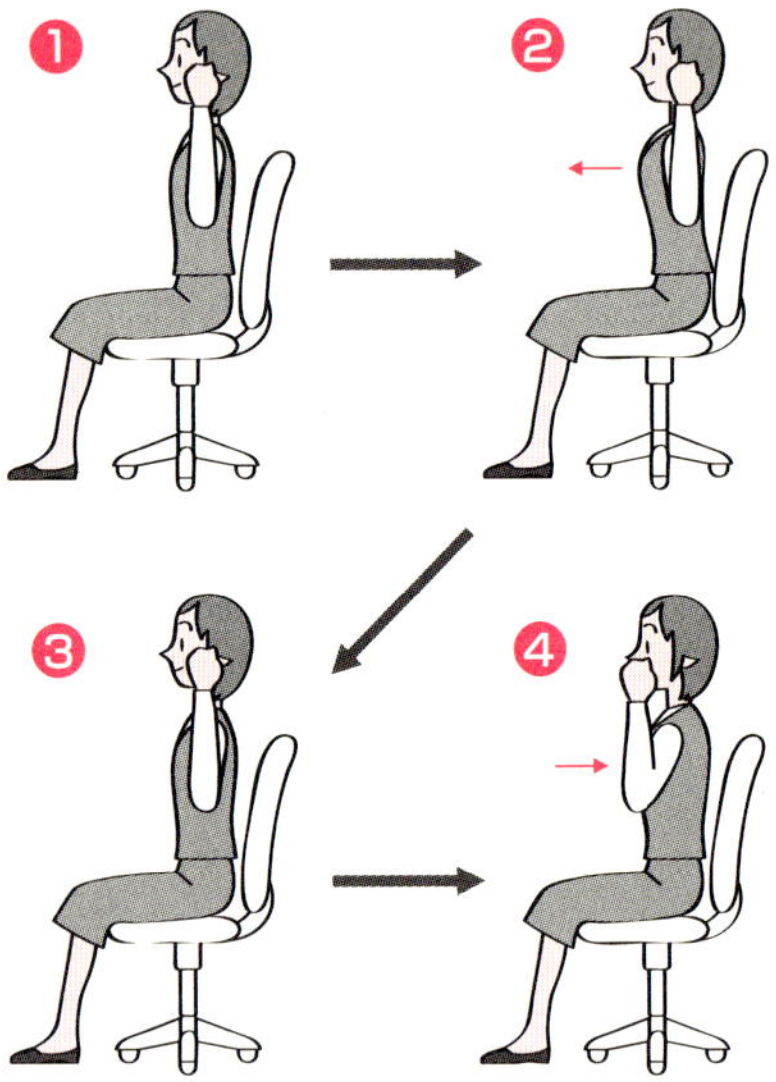

腰のリラックス法

1. 下腹を出し、みぞおちを反らせるようにして、腰から背中にかけての筋肉を5～10秒間緊張させる。
2. 全身の力を抜いて20～30秒間リラックスする。

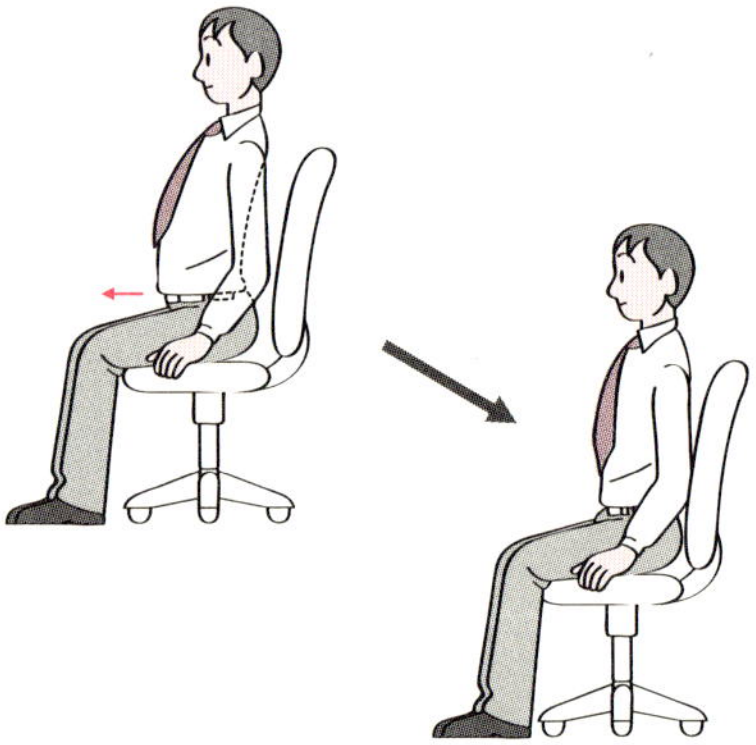

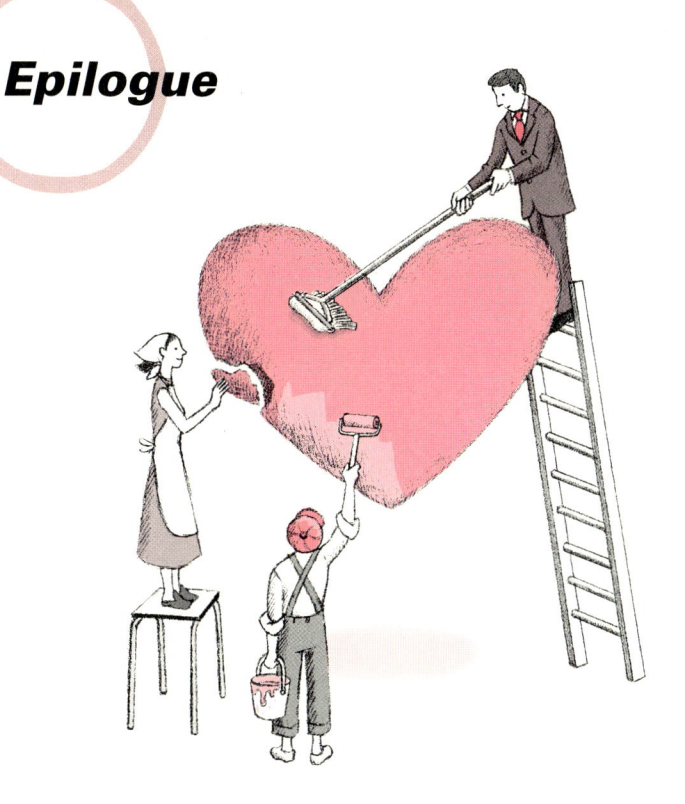

Epilogue

もっと心を楽にしてあげるために

ストレスをはね返すことのできる健やかな心。
それをはぐくむことができるのは、
ほかの誰でもない、あなた自身です。
しかし、ときに心はからだの不調と同じように、
自分ではどうしようもないほど病んでしまうことがあります。
あなたの心は悲鳴をあげていないでしょうか？
内なる声に耳を澄ましてみましょう。

人生を豊かにするカギは、「心」にある

●現実をまっすぐ見つめられる心を取り戻そう

誰もがストレスのない生活に憧れるものです。「いつも晴れ晴れとした気分でいられたら……」「ストレスに強い自分になれたら……」と。しかし、複雑化する現代社会にはあらゆるストレスが蔓延《まんえん》しており、ストレスのまったくない生活というのは不可能でしょう。だからこそ、ストレスを受け止め、跳ね返すことのできる健やかな心が大切になってくるのです。

人の「心」とは、実に不安定なものです。あなたを憂うつな気分に陥《おとしい》れたり、またそこから這《は》い上がらせるのも、心の持ちよう一つです。

本書では、様々な心理テストを用いて、あなたの深層心理を浮き彫りにしてきました。これまで気づかなかった新しい自分を発見できたのではないでしょうか。それと同時に、あなたを悩ませるストレスを回避・解消するカギが、実はあなた自身の心にあるということも理解できたことでしょう。

心というのは、言い換えれば思考です。思考には、何事もマイナスにとらえて落ち込みやすい思考と、たとえ窮地《きゅうち》に陥っても前向きに考えられる思考があります。そして、前者は現実に適応していないことが多いものです。

不快な気分の多くは現実が招くものではなく、現実に適応していない歪んだ思考から生まれています。そして、思考はほかの誰でもない、唯一あなた自身があやつることのできるものなのです。

ありもしない現実に心を悩まされる人生よりも、事実を正しくとらえて前向きに生きる人生の方が豊かであることは言うまでもありません。現実を曲げてとらえる思考があなたの人生の邪魔をしているとしたら、ぜひとも改善を試みるべきです。

もちろん、考え方を根本から変えるのはとても難しいことです。PART4では、歪んだ自動思考から抜け出し、より現実に即した適応的思考へと変えていく実践的な方法を紹介してきました。思考をコントロールする術が早く身につく人もいれば、適応的思考の確信度が思うように上がらない人もいることでしょう。

なかなか思考を変えられなくても、「もっとがんばらねば」とか「自分には努力が足りない」などと思う必要はありません。思考を前向きに変えていくということは、実に日常的で単純な作業の連続です。時間はかかるかもしれませんが、単純なことをくり返していけば、頭の中に前向きな思考回路ができあがるはずです。大切なのは、「自分にはとても無理だ」とあきらめないことです。

ただ、世の中には、自分の力だけではどうしてもマイナスの思考から抜け出せず、気力をどんどん失ってしまう人がいます。いわゆる「心の病」というやつです。

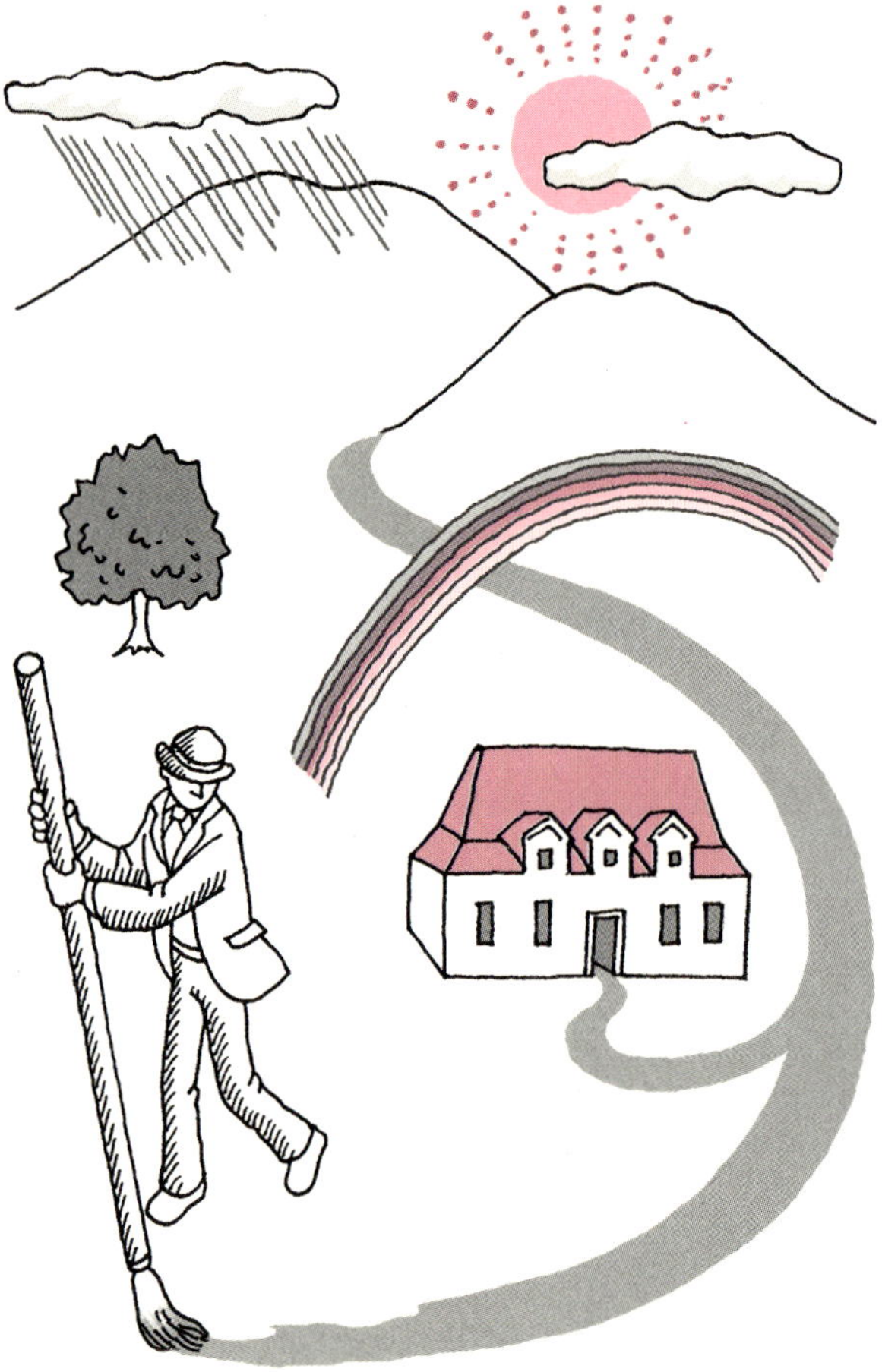

「うつな気分」と「うつ病」はどう違う?

軽症のうつ病は気づかれにくい

人間には喜怒哀楽の感情があり、誰もが毎日24時間、幸福感で満たされているわけではありません。仕事でミスをしたり、大切な人を失ったりすれば、誰でも気分が落ち込むものです。また、これといった原因がないのに、「最近なんとなく気分が浮かない」ということもあります。

では、正常心理における「うつ」と、そうではない「うつ病」の境界はどこにあるのでしょうか。正常心理におけるうつも、放っておくとうつ病に発展するのでしょうか。

気分が落ち込むという点では、基本的に両者ともに同じ構造を持っています。しかし、うつ病の落ち込みと、うつな気分の落ち込みには、大きな差があるといいます。その差の一つが、心の持ちようでなんとかなるのか、自分ではどうすることもできないのかという点です。

先に述べたような状況、たとえば仕事でミスをすると気分が落ち込みますが、時間の経過とともにその感情は忘れ去られ、心は徐々に回復してくるのが普通です。しかし、どうしようもなく強い落ち込みが2〜3週間以上続くような場合は、うつ病が疑われます。

また、これといった原因もないのに気分が沈むという場合も、「そんな日もある」という程度ならあまり心配はいりませんが、うつ病になるとなんとなくもの悲しい、気が滅入る、希望が持てないなどといった感情がいつまでもつきまとい、こうした気分は何をしても晴れることがありません。

段階的に見ると、「憂うつだ」「イライラする」「もの悲しい」などといった感情があるうちは、「軽症うつ」といえます。うつ病が重症化すると、感情の起伏がなくなり、何に対しても関心を示さなくなります。

行動も極端に消極的になります。外出するのも、人に会うのも億劫《おっくう》になるので、家に引き込もりがちになります。仕事への意欲も低下するので、単純なミスをくり返したり、出社すらできなくなることもあります。

ただ、軽症うつの段階では、自分も周囲の人も病気になかなか気づくことがありません。周囲の人はつい「元気を出せ」とか「もっとがんばれ」といった言葉をかけてしまうでしょうし、言われた本人は「まったく自分は情けない奴だ」と、ますます落ち込むことになります。

うつ病は早い段階で治療すれば治りやすいのですが、わが国ではうつ病についての認識がまだまだ薄く、偏見もあります。結果、うつ病が重症化し、日常生活に支障が出るようになってから、はじめて気づくというケースが多いのです。

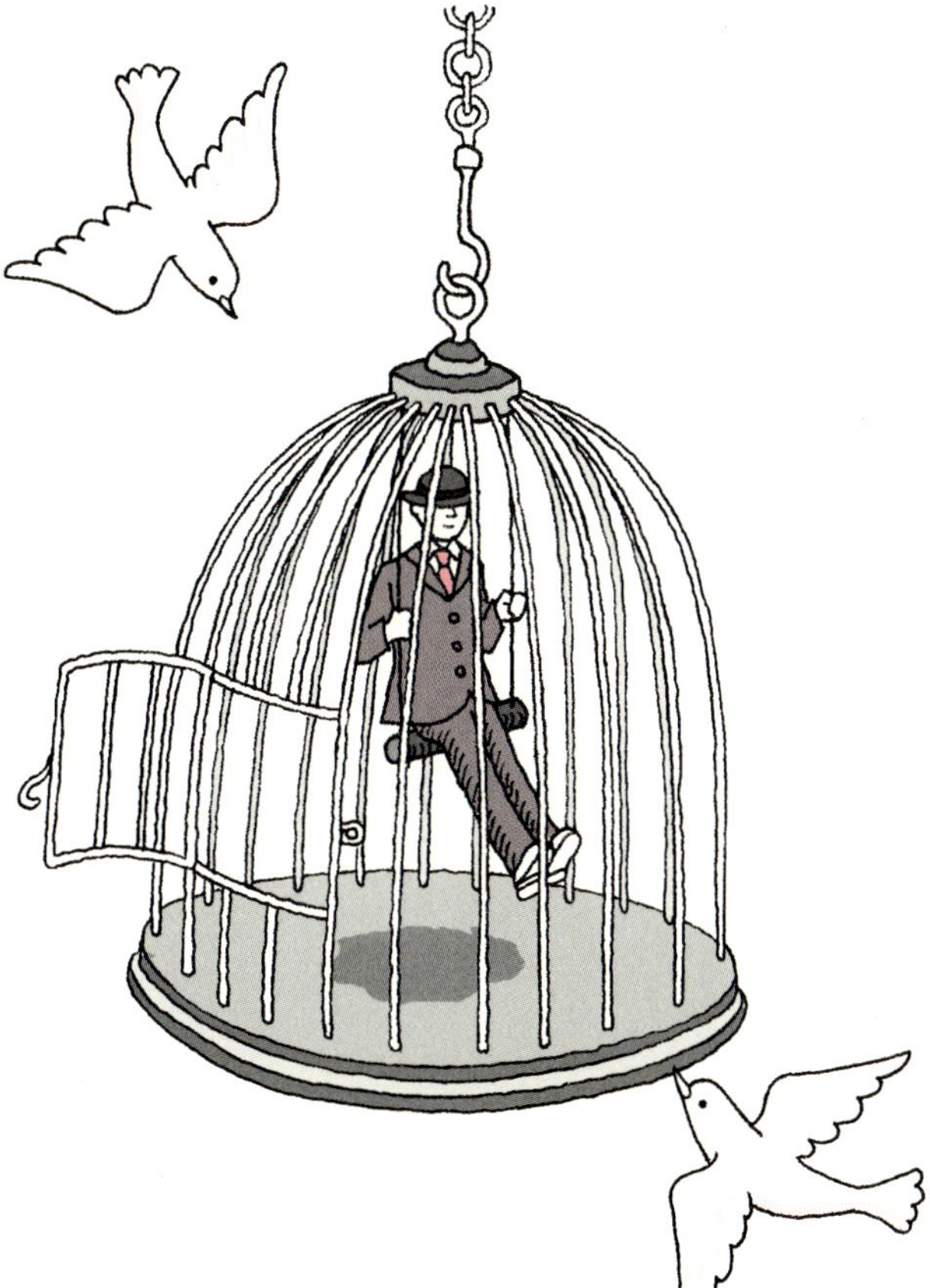

うつ病のシグナルかもしれない!?「ストレス・シンドローム」

●精神的な強いストレスが引き起こすうつ症状

うつ病とまではいかなくとも、精神的な強いストレスによって心身の健康が損なわれると、日常生活にも支障を来すことがあります。このような状態は「ストレス・シンドローム」、または「ストレス症候群」と呼ばれ、長引くとうつ病などの精神疾患に発展することもあるので注意が必要です。

「ストレス・シンドローム」には、パート2でも述べた燃え尽き症候群をはじめ、様々な種類があります。

1. **燃え尽き症候群**――がむしゃらに仕事をがんばってきた人が、自分のしてきた仕事が報われず、仕事に価値を見い出せなくなったときに陥りやすい。極度の精神的疲労によって無気力になり、うつ状態になる。

2. **出社拒否症**――からだには何ら異常がないのに、朝、出勤時になるとひどい頭痛や腹痛などを訴え、家から出ることができない。あるいは、会社の前まで行ってもUターンして引き返してしまう。何事もがんばりすぎる人が陥りやすく、自分にプレッシャーをかけすぎて、その緊張感で身動きがとれなくなったときに起こりやすい。

3. **昇進うつ病**――本来ならば喜んでいいはずの昇進がきっかけでうつ状態に陥る。周囲の期待からくるプレッシャー、責任感からくる不安などがストレスになり、からだに様々な不調が現れることもある。

4. **上昇停止症候群**――仕事や出世を生き甲斐にがんばる上昇志向の強い人が、何らかの理由で出世コースから外れたときに陥りやすい。人一倍挫折感を感じるため、これまでの意欲を失い、極度の無力感に襲われる。

5. **週末うつ病**――週末（休日）になると精神が不安定になる。いわゆる仕事人間の人が陥りやすく、休日も仕事をしていないと落ち着かない、仕事が気になるため夜も眠れない、胃が痛むなどの症状を訴える。最近はあまり仕事に自信のない人も、いつリストラされるかわからないといった不安から週末うつ病に陥るケースが増えている。

6. **空の巣症候群**――子供が進学、就職、結婚などで家を巣立ち、夫婦だけになったときに陥りやすく、とくに母親によく見られる。これまでの親としての役割を失い、生き甲斐やよりどころがなくなったと感じるため、強い虚無感に襲われる。夫の仕事が忙しく帰宅が遅い、あるいは単身赴任で家に妻が一人残されるような場合にも見られる。

長引くうつは、専門家に相談を

●「うつ病」や「精神科」への偏見をなくそう

どうしようもない落ち込みが2～3週間以上続くような場合や、いくら訓練しても自分の力では思考をコントロールできないといった場合は、一度精神科を受診すべきといえます。

ただ、わが国では精神科というと、「頭がおかしくなった人が行くところ」という偏見があるようです。しかし、うつ病というのは心の変調であり、人格が破壊されるわけではありません。うつ病の原因はセロトニンという脳内物質の不足によるものであり、現在、うつ病は「脳の問題」としてとらえられています。

それでも精神科の受診がためらわれるのならば、総合病院の内科や心療内科を受診するとよいでしょう。うつ病の場合、頭痛や胃痛、不眠などといったからだの不調をともなうことが多いものです。医師はからだに原因が見つからなければ、心の問題を疑い、うつの専門科を紹介してくれるでしょう。

また、心療内科ではカウンセリングなどを併用した治療も行なっています。うつ病の治療は、カウンセリングを中心に、抗うつ剤などを用いた「薬物療法」、「認知療法」などの心理療法を併用しながら進められます。

なかでも、抗うつ剤は非常に有効な治療手段となります。抗うつ剤というと、副作用や依存性を心配される人が多いのですが、現在うつ病の治療に用いられている薬は、そういった心配はほとんどありません。抗うつ剤への偏見は捨てて、医師の指示に従って薬の服用は続けるべきです。

適切な治療を施し、セロトニンなどの脳内物質が十分につくられるようになれば、うつの症状は改善されます。そして、がんばりすぎ、求めすぎの価値観を捨て、無理のない等身大の価値観、自分らしい生き方を見出すことができれば、うつからは完全に解放されることでしょう。

うつは心の闇ですが、暗闇から抜け出したときに目にする光は、これまでにも増して希望に満ちているともいえるのです。そう考えると、うつは自分らしい生き方を発見するきっかけになるといえるのかもしれません。

今のストレス社会では、一見うつとは無縁に見えるような人たちのなかにも、横並びの価値観に縛られ、心の闇の崖っぷちに立たされている人が多いものです。飽食の時代といわれて久しい現代社会において、「もっともっと」と求め続ける心は果たして本当に健全なのでしょうか。

真に健やかな心を保つためにも、自分の思考や価値観を見直すことには大きな意味があるといえます。本書の第一の目的は、本当の自分を発見し、心に巣喰うモヤモヤとした気分を解消することにありますが、第二の目的として、そのような〝うつ〟が解消されたあとも、定期的に自分の価値観や生き方を見直すための指南書として活用していただければ幸いです。

心理学者　渋谷昌三
精神科医　福西勇夫

◆参考文献◆

●『電車で楽しむ心理学の本』／渋谷昌三著（三笠書房）
●『性格、感情、気になるホンネがわかる　心理テスト』／渋谷昌三著（三笠書房）
●『表情、くせ、そぶりの心理学　しぐさで人の気持ちをつかむ技術』／渋谷昌三著（ＰＨＰ研究所）
●『かくれた自分がわかる心理テスト』／渋谷昌三著（ＰＨＰ研究所）
●『絵解きテスト版　ふしぎな心理実験室』／渋谷昌三著（河出書房新社）
●『うつ病をなおす』／野村総一郎著（講談社）
●『いままで気づかなかった自分がわかる心理学練習帳〜自分がわかると人生はもっと楽になる〜』／本明　寛監修（東京書籍）
●『こころのセルフ診療室』／マーサ・デービス、エリザベス・エシェルマン、マシュー・マッケイ著／河野友信監修／高橋　宏翻訳／寺西のぶ子、若菜二人翻訳協力（創元社）
●『うつと不安の認知療法練習帳』／デニス・グリーンバーガー、クリスティーン・A・パデスキー著／大野　裕監訳／岩坂　彰翻訳（創元社）
●『「うつ」を治す事典』大野　裕監修（法研）

本文デザイン 大塚純子
本文イラスト 大羽りゑ／奥啓介／（株）イオック
DTP （株）クリエイトリキ
編集協力 アーバンサンタ・クリエイティブ

自動思考を 否定する事実	
新しい考え	
新しい考えに 対する確信度 (0〜100%)	
新しく考えた ときの気分 (0〜100%)	

付録①／ストレス日記

ストレス状況	
そのときの気分	
自動思考	
自動思考を裏づける事実	

問題が 起こったときの 対処法	
行動した結果	
行動から 学んだこと	

付録②／行動日記

試してみたい行動	
結果の予測	
行動する際に起こりうる問題	

●監修者紹介

渋谷 昌三（しぶや・しょうぞう）

1946年生まれ。学習院大学文学部哲学科卒業。東京都立大学大学院博士課程修了。心理学専攻。文学博士。非言語コミュニケーションやプロクセミックス（人の空間行動学）に精通し、ビジネスや恋愛に役立つ心理学をわかりやすく解説している。山梨医科大学教授を経て、現在は目白大学人間社会学部教授。主な著書に『人から「好かれる性格」の共通点』（新講社）、『図解雑学 深層心理』（ナツメ社）、『覚えて使う心理学的に正しい「この一言」』（東洋経済新報社）、『ウソつきの心理学』（河出書房新社）など多数。

福西 勇夫（ふくにし・いさお）

1959年生まれ。84年徳島大学医学部卒業。医学博士。専門はリエゾン精神医学。米国での臨床および研究経験も豊富で、薬物療法、精神療法、家族指導にも精通している。現在は医療法人社団真貴志会南青山アンティーク通りクリニック理事長・院長、ハーバード大学医学部マサチューセッツ総合病院客員教授。主な著書に、国内では『統合失調症がわかる本』（法研）、『こころのファイル』（南山堂）、海外では『Advances in Psychosomatic Medicine』（Karger社）、『Cutting-Edge Medicine & Liaison Psychiatry』（Elsevier Scierce社）など多数。

心のチェックノート

平成17年3月19日　第１刷発行
平成17年4月20日　第２刷発行

監　修　者　渋谷 昌三／福西 勇夫

発　行　者　東島俊一

発　行　所　株式会社 法 研

〒104-8104　東京都中央区銀座1-10-1
販売03(3562)7671／編集03(3562)7674
http://www.sociohealth.co.jp

印刷・製本　研友社印刷株式会社

SOCIO HEALTH

小社は㈱法研を核に「SOCIO HEALTH GROUP」を構成し、相互のネットワークにより、〝社会保障及び健康に関する情報の社会的価値創造〟を事業領域としています。その一環としての小社の出版事業にご注目ください。

ISBN 4-87954-561-9　定価はカバーに表示してあります。